MÉTHODE
POUR TRAITER
TOUTES LES MALADIES.

TOME CINQUIEME.

MÉTHODE
POUR TRAITER
TOUTES LES MALADIES;

Très-utile aux jeunes Médecins, aux Chirurgiens & aux Gens charitables qui exercent la Médecine dans les campagnes.

DÉDIÉE AU ROI.

Par M. VACHIER, Docteur-Régent de la Faculté de Médecine, ancien Professeur des Écoles de Médecine de Paris; Docteur en Médecine de l'Université de Montpellier.

Si quid novisti rectius istis,
Candidus imperti : si non his utere mecum.
HORAT. Ep. VI.

TOME CINQUIEME.

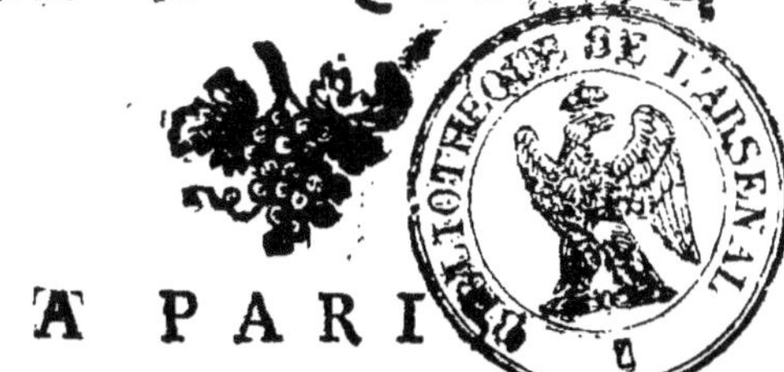

A PARIS,

Chez { MÉQUIGNON l'aîné, Libraire, rue des Cordeliers, près les Écoles de Chirurgie.
DIDOT le jeune, Libraire, quai des Augustins.
CROULLEBOIS, Libr., rue des Mathurins.

M. DCC. LXXXVII.
Avec Approbation, & Privilége du Roi.

MÉTHODE
POUR TRAITER
TOUTES LES MALADIES.

SEPTIEME CLASSE.

Des Léſions des Excrétions.

LES excrétions ſont les fonctions par 444
leſquelles les humeurs qui ont été ſéparées du ſang, dans les organes ſecrétoires, ſont reçues dans des vaiſſeaux
excrétoires, & de-là ſont verſées dans
d'autres organes, pour contribuer aux
fonctions de ces autres organes : telles
ſont l'excrétion de la ſalive, de la bile,
du ſuc du pancréas, des ſucs de l'eſto-
mac, des inteſtins, &c.

On entend auſſi par *excrétions*, les

fonctions par lesquelles les excrémens & les humeurs superflues sont expulsées du corps dans les gens en santé; telles sont les excrétions des selles, de l'urine, de la transpiration insensible, de la mucosité des narines, des règles, &c.

Nous entendons encore par *excrétions*, toutes les évacuations de matières extraordinaires qui n'ont pas lieu dans les individus qui sont d'une bonne constitution, mais qui seulement ont lieu dans les individus qui sont malades, & dans les individus qui sont d'une constitution foible, soit par la foiblesse de quelques organes secrétoires & excrétoires, soit par des vices des humeurs, qui sont naturels, ou par des vices des humeurs qui ont été contractés (§. 279, 406, 408, 409 & 410); & dans des individus qui sont atteints de quelqu'un des virus (§. 23, 24, 143, art. 8: 411, 412, 413 & 414); & dans des individus qui ont essuyé de violentes impressions des causes externes (§. 25, 39 & 443); & nous nommons ces dernières excrétions, *excrétions extraordinaires*.

Ainsi, il y a trois espèces d'excrétions; 1°. celles qui sont récrémentitielles, &

dont les humeurs ſervent & contribuent à d'autres fonctions; telles ſont les excrétions de la ſalive & des ſucs digeſtifs, & les excrétions des humeurs (§. 381, art. 8, 9, 10, 11, 12, 13, 14, 15, 16, 17, 18, 19, 22 & 23); 2° les excrétions excrémentitielles & qui ne ſervent qu'à expulſer du corps ce qui eſt ſuperflu, & ce qui ſeroit nuiſible; telles ſont les excrétions des ſelles, de l'urine, de la tranſpiration inſenſible, les règles, &c. 3° Les excrétions qui ne ſont pas naturelles, & que nous nommons *excrétions extraordinaires*, qui n'ont lieu que dans des maladies, ou dans des individus dont les conſtitutions ſont viciées par quelqu'une des cauſes ci-deſſus.

Les deux premières eſpèces d'excrétions ſont naturelles, lorſqu'elles ſe font de la manière ordinaire, lorſqu'elles ſont de la quantité & de la qualité ordinaire, & lorſqu'elles ſe font dans les temps & les circonſtances ordinaires à chaque individu en ſanté.

Les deux premières eſpèces d'excrétions ſont encore naturelles, lorſqu'elles ne diffèrent de l'ordre ordinaire que paſſagèrement & par des cauſes qui ne ſont pas nuiſibles; lorſque, quoique la quantité, la qualité & les périodes soient, dans quelques individus, différentes de l'ordre commun & ordinaire au plus grand nombre des individus, ces différences ne sont pas préjudiciables à la santé.

Ces descriptions des trois espèces d'excrétions sont expliquées dans les articles suivans.

1°. L'excrétion de la salive est naturelle, lorsque cette humeur est en quantité suffisante pour humecter la bouche & la gorge, pour détremper & ramollir les alimens & en faciliter la déglutition; lorsqu'elle est très-limpide, très-fluide, & qu'elle n'a aucune saveur. L'urine est naturelle lorsqu'elle est transparente, d'une couleur citrine, qu'elle dépose très-peu, & qu'elle est de la quantité ordinaire à l'individu qui mène un genre de vie uniforme.

Les selles sont naturelles, lorsqu'elles ne sont pas plus fréquentes & en plus grande quantité qu'à l'ordinaire; lorsqu'elles sont bien moulées, ni trop dures, ni trop molles; lorsqu'elles sont d'une couleur jaunâtre & tirant sur le brun; enfin, lorsqu'elles ont la consistance, la couleur, & les périodes ordinaires à chaque individu qui a ses repas bien réglés, qui n'uſe que d'alimens ſains, & qui ne mange pas plus, une fois qu'une autre.

Les règles ſont naturelles, lorſqu'elles ſont de la couleur, de la quantité, de la conſiſtance & de la durée ordinaire à chaque individu, & lorſqu'elles conſervent les périodes ordinaires à chaque individu.

2°. Toutes ces excrétions ſont naturelles, lorſqu'elles éprouvent des variétés, & qu'elles s'éloignent des qualités & quantités ci-deſſus, par des cauſes qui ſont paſſagères & qui ſont connues ne pas troubler l'ordre de la ſanté, & lorſque ces variétés ceſſent, dès que leurs cauſes n'ont plus lieu. Par exemple, l'excrétion de la ſalive eſt naturelle, lorſque cette humeur eſt plus abondante quand on a eſſuyé du froid : la cauſe de cette abondance de ſalive, eſt la diminution de la tranſpiration qui a été produite par le froid. L'excrétion de la ſalive eſt naturelle, lorſque cette liqueur eſt en moindre quantité dans les temps chauds, & après les grands exercices ; la cauſe connue de la diminution de la ſalive eſt, l'augmentation de la tranſpiration ou de la ſueur, qui eſt plus abondante dans les temps chauds & dans les grands exercices. L'urine est naturelle, lorsque l'individu ayant essuyé un grand froid, elle est plus abondante, nullement colorée & semblable à de l'eau : la raison connue du défaut de couleur de l'urine & de son abondance, est la diminution de la transpiration. L'urine est naturelle, lorsqu'ayant eu fort chaud pendant plusieurs heures, lorsqu'ayant fait des exercices plus forts & plus continués qu'à l'ordinaire, & n'ayant pas bu pendant qu'on avoit très-chaud, ou pendant qu'on faisoit des exercices très forts, elle est rougeâtre, en petite quantité, & chaude au passage ; la cause connue de cette diminution de l'urine, est l'augmentation de la transpiration. L'urine est naturelle, lorsque l'individu ayant mangé des asperges, des artichauts, ou autres légumes, elle est fort fétide; la cause éprouvée de cette fétidité est l'asperge, ou l'artichaut, ou autres légumes.

Les selles sont naturelles, lorsque l'individu mangeant plus rarement & moins qu'à l'ordinaire, elles sont moins fréquentes & moins fétides qu'à l'ordinaire; la cause connue de cette variété des selles, est la diminution des alimens.

Les selles sont naturelles, lorsque l'individu mangeant autant, & des mets aussi sains qu'à l'ordinaire, & faisant des exercices violens, tels que de longues courses journalières, à pied ou à cheval, ne buvant pas plus qu'à l'ordinaire, & dormant moins qu'à l'ordinaire, elles sont moins abondantes, plus dures & plus rares qu'à l'ordinaire; la cause connue de cette variété des selles, est l'augmentation de la transpiration & de la sueur, qui sont très-copieuses dans ces circonstances. Les selles sont naturelles, lorsque l'individu mangeant plus souvent & plus qu'à son ordinaire, elles sont plus abondantes & moins fermes qu'à l'ordinaire; la cause connue de cette variété des selles, est la plus grande quantité d'alimens. Les selles sont naturelles, lorsque l'individu mangeant habituellement beaucoup de fruits, de légumes & d'herbages relâchans, tels que les cerises, le raisin & les épinards, elles sont plus fréquentes, plus molles, & qu'on y aperçoit des portions de fruits & d'herbages; la cause de cette variété des selles, est la quantité d'alimens aqueux & relâchans, & la qualité des alimens qui sont de nature à ne pas perdre leur couleur, & même leur consistance dans le travail de la digestion. Les selles sont naturelles, lorsqu'elles ont la fétidité ordinaire à chaque individu en santé, & lorsqu'après que tel individu a mangé tels & tels mets, il éprouve qu'elles ont la fétidité qu'elles ont toujours eue lorsqu'il avoit mangé de ces mets. La sueur est naturelle, lorsqu'elle n'est point fétide, ou qu'elle n'a que la fétidité ordinaire à chaque individu, lorsqu'il fait tel exercice, lorsqu'il est vêtu de telle manière, lorsqu'il éprouve tel degré de chaleur. La sueur est naturelle, lorsqu'elle n'a lieu que dans les circonstances où elle a lieu ordinairement dans l'individu.

Les règles sont naturelles, si l'individu faisant moins d'exercice, & mangeant, depuis plusieurs mois, beaucoup plus, & des mets plus nourrissans qu'à l'ordinaire, elles ont des périodes plus rapprochées, une durée plus longue, & si elles sont en plus grande quantité; la cause connue de cette augmentation de durée & de quantité des régles, & de la fréquence de leurs périodes, est la plus grande quantité d'alimens, des alimens de meilleure qualité, & un genre de vie plus sédentaire & plus tranquille qu'à l'ordinaire. Les régles sont naturelles, si l'individu faisant beaucoup plus d'exercice, mangeant beaucoup moins, & des alimens moins succulens, les périodes des régles sont plus éloignées, leur durée & leur quantité moindre qu'à l'ordinaire; la cause connue de cette diminution des régles, est le plus grand exercice & la moindre quantité d'alimens. Les régles sont naturelles, lorsque l'individu cessant d'user de mets très-assaisonnés, de liqueurs irritantes & de liqueurs spiritueuses, & cessant les longues veilles, & ne se livrant plus aux grandes passions, & ne prenant que des alimens adoucissans, & des boissons qui n'irritent, ni n'échauffent, elles sont moins abondantes, de durée moindre, & leurs périodes plus éloignées; la cause connue de ce changement dans les régles, est le genre de vie plus adoucissant & mieux réglé. Les règles sont narurelles, lorsque l'individu faisant plus d'exercice, & se nourrissant de mets plus sains, elles sont moins abondantes, moins fréquentes & d'une meilleure qualité que lorsque l'individu menoit une vie sédentaire & oiseuse, & lorsqu'il usoit d'alimens grossiers & trop aqueux.

On voit que les causes les plus fréquentes de la variété de quelques excrétions, sont la diminution ou l'augmentation de quelques autres excrétions. Par exemple, l'augmentation de la transpiration diminue l'excrétion de la salive, celle des sucs digestifs, & celle de l'urine, conformément à l'observation, par le mécanisme (§. 385. art. 14). La diminution de la transpiration cause l'augmentation de la salive, des sucs digestifs, de l'urine & des règles, conformément à l'observation, (§. 385 art. 15). Ce sont tous les abus des six choses non naturelles, qui sont les causes les plus communes de l'augmentation de quelques excrétions, & de la diminution de quelques autres excrétions. Lorsque ces abus sont passagers, les augmentations & diminutions qu'ils causent dans les excrétions, ne sont que passagères, si les individus sont bien constitués & sains; & alors ces augmentations & diminutions n'ont lieu que dans l'instant que les abus produisent leurs désordres passagers; & les excrétions se rétablissent dans l'état naturel, dès qu'on cesse les abus. Par exemple, une trop grande quantité d'alimens, ou des alimens indigestes irritent les entrailles, ils excitent une grande augmentation de l'excrétion des ſucs digeſtifs, ils augmentent le mouvement périſtaltique des inteſtins; les ſelles deviennent très-fréquentes, elles ſont liquides, parce que les boiſſons & les ſucs digeſtifs & le chyle ne ſéjournent pas aſſez dans les inteſtins, grêles, pour qu'ils puiſſent être abſorbés par les vaiſſeaux lactées; alors le chyle, les boiſſons, les alimens, les ſucs digeſtifs ſont expulſés très-promptement par l'anus. De cette augmentation de l'excrétion, & de l'expulſion des ſucs digeſtifs & du chyle, il s'enſuit que la ſalive, les urines & la tranſpiration, ſont très-diminuées, & parce que l'excrétion des ſucs digeſtifs eſt augmentée, & parce qu'il ne paſſe preſque point de chyle dans le ſang pour renouveller la matière de toutes les excrétions. Mais ſi l'individu qui a commis ces excès d'alimens eſt bien conſtitué & ſain, s'il ceſſe ces excès d'alimens, ſi par la ſuite il évite les alimens indigeſtes, tous les alimens mal digérés ſeront bientôt expulſés par les ſelles; dès-lors, les vaiſſeaux ſecrétoires & excrétoires des ſucs digeſtifs, qui ſont élaſtiques & forts, ſe rétabliront dans leur ton ordinaire;

les excrétions ne s'y feront plus que dans la quantité ordinaire, & toutes les autres excrétions qui avoient été diminuées, se rétabliront aussi par l'élasticité des vaisseaux secrétoires & excrétoires, & en conséquence, les excrétions n'ayant pas été lésées constamment, & n'ayant éprouvé qu'une altération passagère, elles ne cesseront pas d'être naturelles.

3°. Toutes les excrétions extérieures (§ 381, art. 10, 11, 12, 13, 14, 15, 16 & 17), sont naturelles, lorsqu'elles se font dans l'ordre propre aux usages auxquels elles sont destinées, & lorsque, comme les excrétions (art. 2), elles n'éprouvent que des variétés, qui sont produites par des causes légères & passagères dans des individus bien constitués, en qui ces variétés cessent, dès que la cause qui y donnoit lieu, n'agit plus.

4°. Les excrétions récrémentitielles & excrémentitielles, cessent d'être naturelles, & elles sont lésées, lorsque, constamment, leur quantité est très-augmentée, lorsqu'elle est très-diminuée; lorsque leurs qualités sont différentes de l'état naturel; lorsque leur durée est beaucoup plus longue, lorsqu'elle est beaucoup moins longue; lorsque les périodes ſont beaucoup plus fréquentes, lorſqu'elles ſont beaucoup plus rares ; enfin, lorſque les excrétions ſe font conſtamment, d'une manière différente de la manière ordinaire & commune au plus grand nombre des individus; & lorſque ces différences, dans les excrétions, ſont produites ou par des abus habituels de quelqu'une, ou de pluſieurs des ſix choſes non naturelles, ou par la foibleſſe de quelqu'organe ſecrétoire & excrétoire, ou par des léſions de fonctions principales, ou par des virus, ou par des cauſes externes. Alors nous les nommons *excrétions extraordinaires* de la première ou ſeconde eſpèce. Par exemple, l'excrétion de la ſalive eſt une excrétion extraordinaire de la première ou ſeconde eſpèce. Lorſque cette humeur eſt conſtamment ſi abondante, qu'il faut à tout moment, la cracher ou l'avaler ; lorſqu'elle eſt fade, ſalée, âcre, aigre, amère, épaiſſe, au point de former dans la bouche, & ſur la langue, un ſédiment épais ou blanchâtre, ou griſâtre, ou jaunâtre, ou noirâtre.

L'excrétion de l'urine, eſt une excrétion extraordinaire de la première ou ſeconde eſpèce, lorſque l'urine eſt conſtamment, ou périodiquement, ou erratiquement, très abondante, très-crue, semblable à de l'eau limpide, & lorsqu'elle est habituellement ou périodiquement, ou erratiquement, en très-petite quantité, très-rouge, très-âcre, très-trouble, très-bourbeuse & glaireuse.

L'excrétion des selles, est une excrétion extraordinrire de la première ou seconde espèce, lorsque les selles sont habituellement ou périodiquement très-fréquentes, très-liquides, telles que dans les diarrhées bilieuses, séreuses & stercorales; lorsqu'elles sont habituellement ou périodiquement très-fétides, très-dures & très-rares.

Les sueurs sont une excrétion extraordinaire de la première ou seconde espèce, lorsqu'elles ont lieu habituellement, ou périodiquement, ou erratiquement, sans qu'on ait été exposé à la grande chaleur de l'atmosphère, ou à celle de l'appartement, sans qu'on ait fait de grands exercices, ou qu'on se soit livré à de grands travaux, sans qu'on soit trop vêtu, ou trop couvert; lorsqu'elles sont extrêmement fétides, soit qu'elles aient lieu par tout le corps, soit qu'elles n'existent que dans quelques parties du corps.

Les règles sont une excrétion extraordinaire de la première ou seconde espèce, lorsqu'elles sont extrêmement abondantes & de longue durée, habituellement ou de temps en temps; lorsqu'elles viennent dans des temps où elles ne doivent pas avoir lieu; lorsqu'elles ont lieu pendant la grossesse; & lorsqu'elles sont d'une qualité différente de l'état ordinaire. Les autres excrétions extérieures, citées (art. 30) sont des excrétions extraordinaires, lorsqu'elles péchent constamment dans leur quantité & dans leur qualité.

Lorsque les excrétions extraordinaires, ci dessus, existent en même-temps que des lésions d'autres fonctions, c'est-à-dire, lorsqu'elles ont lieu dans des maladies aiguës ou chroniques, nous les nommons *excrétions extraordinaires de la première espèce.*

Lorsque les excrétions extraordinaires, ci-dessus, ont lieu périodiquement ou habituellement, ou erratiquement dans des individus qui n'ont aucune lésion d'autres fonctions, & qui, à ces excrétions extraordinaires près, sont en santé, nous les nommons *excrétions extraordinaires de la seconde espèce.*

5°. Nous nommons *excrétions ex-*

traordinaires de la troisième ou quatrième espèce, tout ce qui sort du corps, soit par les voies ordinaires, soit par des parties du corps, desquelles il ne doit rien sortir de sensible, & qui est extrêmement différent de ce qui sort du corps dans l'état naturel. Les excrétions extraordinaires de la troisième ou quatrième espèce, sont des vomissemens habituels, ou périodiques, ou erratiques, d'alimens, de matières glaireuses, séreuses, jaunâtres, verdâtres, ensanglantées, de sang pur, ou de pus, ou de sanie; des selles habituelles, ou périodiques, ou erratiques, de matières ensanglantées, telles que dans la dyssenterie & le flux hépatique; des selles chyleuses, telles que dans la lienterie & le flux cœliaque; des selles de sang pur, comme elles ont lieu dans les hémorragies des intestins, & dans la maladie noire, des selles purulentes & sanieuses; des urines dans lesquelles il y a du sang, du pus; des sables & des graviers; des expectorations habituelles, ou périodiques, ou erratiques, de matières ensanglantées, purulentes, sanieuses; des expectorations de sang pur, comme il arrive dans l'hémophtisie & dans l'hémorragie du poumon; des fleurs blanches habituelles, périodiques ou erratiques, des excrétions par le vagin, de matières purulentes, ou ſanieuſes, ou de pus; des écoulemens de ſemence habituels, périodiques ou erratiques; le flux hémorroïdal, habituel, périodique ou erratique; enfin toutes les eſpèces d'hémorragies, ſoit par les narines, ſoit par l'expectoration, ſoit par le vomiſſement, ſoit par les ſelles, ſoit par le vagin, ſoit par des plaies. Les écoulemens habituels de pus, de ſanie, des ulcères, des fiſtules, ſont auſſi des excrétions extraordinaires de la troiſième ou quatrième eſpèce.

Lorſque les excrétions extraordinaires ci-deſſus, ont lieu dans des individus atteints de maladies compoſées, nous les nommons excrétions extraordinaires de *la troiſième eſpèce.*

Lorſque les excrétions extraordinaires ci-deſſus, ont lieu dans des individus qui, à ces excrétions extraordinaires près, n'éprouvent aucune autre léſion, & font bien toutes leurs autres fonctions, nous les nommons *excrétions extraordinaires de la quatrième eſpèce.*

6°. Nous nommons *excrétions factices ou artificielles*, les évacuations qui ſont excitées par des médicamens, ou par des opérations de Chirurgie. Par exemple, les selles produites par des purgatifs ; les vomissemens produits par des émétiques ; les sueurs produites par des sudorifiques, & les urines produites par des diurétiques, &c., sont des *excrétions factices.*

Les écoulemens produits par des vésicatoires, par un cautère, par le sainbois, sont des excrétions factices.

Le moucher fréquent & abondant, produit par le tabac, ou autres sternutatoires ; la salivation produite par l'usage de la pipe, ou en mâchant du tabac, ou d'autres sialagogues, sont des *excrétions factices.*

Les évacuations de sang, par le moyen des sang-sues, de la saignée, & autres opérations, sont des excrétions factices.

Nous entrerons dans de plus grands détails, à l'égard des excrétions extraordinaires de la première, seconde, troisième & quatrième espèce, Section IV & Section V.

445 En faisant la description de toutes les secrétions (§. 381), dont les excrétions récrémentitielles & excrémentitielles sont les résultats, nous avons fait la description de toutes les excrétions,

& nous avons vu les uſages de toutes les excrétions récrémentitielles & excrémentitielles.

En faiſant la deſcription des vices des organes ſecrétoires (§. 385, depuis art. 1, juſqu'à article 9). Nous avons indiqué les vices des vaiſſeaux excrétoires. Lorſque les vaiſſeaux excrétoires ſont viciés par des cauſes pareilles à celles que nous avons décrites dans les neuf premiers articles du §. 385, les humeurs qui ont été ſéparées du ſang par le moyen des organes ſecrétoires, parviennent plus ou moins difficilement, ou ne peuvent abſolument parvenir dans les organes dans leſquels elles doivent être verſées. Lorſque les mêmes vices des organes ſecrétoires (§. 385) affectent les organes excrémentitiels, les excrétions excrémentitielles ſont plus ou moins léſées, & elles ſe font, ou involontairement, ou imparfaitement, ou avec douleur, ou elles ſont ſupprimées. Par exemple, 1°, lorſque le ſphincter de l'anus a été détruit, ou par la ſuppuration, ou par l'amputation, ce qui arrive quelquefois dans l'opération de la fiſtule à l'anus, ou lorſque le ſphincter eſt paralyſé, les ſelles ſont involontaires. 2°. Lorſqu'il se forme des tumeurs, ou lymphatiques, où inflammatoires, ou des abcès, ou des hémorroïdes dans le rectum, & à l'anus, les selles ne peuvent avoir lieu qu'avec beaucoup de douleur & de difficulté ; ou elles sont absolument supprimées, lorsque ces causes sont augmentées, au point de boucher le passage. Lorsque l'intestin rectum est extrêmement relâché, comme il l'est dans les gens qui ont abusé des lavemens & dans quelques vieillards, il ne peut pas se contracter, il ne peut pas pousser les excrémens avec assez de force pour vaincre la résistance du sphincter de l'anus, les selles ne peuvent avoir lieu, & les gens atteints de ce relâchement, sont obligés de faire tirer leurs excrémens avec un instrument ou avec le doigt. La foiblesse & le relâchement, ou la paralysie des muscles du bas ventre, qui ne peuvent pas se contracter avec assez de force pour vaincre la résistance du sphincter de l'anus, produisent aussi ces constipations, qui exigent le secours de l'instrument. Dans la paralysie de l'intestin rectum, les selles sont aussi supprimées, à moins que la force des muscles du bas-ventre ne supplée à l'inaction du rectum, & ne surmonte la résistance du sphincter.

3°. Les urines coulent involontairement & continuellement, lorſque le ſphincter de la veſſie eſt paralyſé, lorſqu'il a été déchiré ou coupé; lorſqu'il a été détruit par la ſuppuration. Les urines ne peuvent couler qu'avec peine & avec beaucoup d'efforts des muſcles du bas-ventre & des muſcles de la reſpiration, lorſque le corps de la veſſie eſt relâché ou paralyſé, & que les muſcles du bas-ventre & de la reſpiration n'ont pas aſſez de force pour comprimer la veſſie, au point de pouſſer les urines avec aſſez de force pour vaincre la réſiſtance du ſphincter. Les urines coulent, goutte à goutte, lorſqu'il y a une pierre dans le col de la veſſie; lorſqu'il y a un gravier ou caillot de ſang ou des glaires, ou une tumeur lymphatique ou inflammatoire, ou une carnoſité dans l'urètre; lorſque le col de la veſſie ou l'urètre ſont abſolument bouchés par l'une de ces cauſes, les urines ſont ſupprimées totalement. On ne peut rendre les urines qu'avec cuiſſon & avec douleur, lorſque le col de la veſſie & le canal ſont très-légèrement enflammés. Lorſque l'inflammation de ces organes eſt conſidérable, les urines ſont totalement ſupprimées.

Nous avons fait la description (§. 404, art. 21) de tous les abus & des légers vices de constitution qui causent l'imperfection de l'excrétion des selles & des urines dans des individus qui ne sont pas malades, & qui, seulement, sont incommodés par les imperfections de ces excrétions ; nous avons prescrit (§. 404) les moyens de remédier aux imperfections de ces excrétions.

En faisant le détail de toutes les lésions des excrétions & de leurs causes, nous avons vu (§. 385) la description de toutes les causes qui peuvent léser, soit passagèrement & légérement, soit constamment & gravement, les excrétions récrémentitielles & excrémentitielles dans leurs qualités & leurs quantités. Les divers régimes pour conserver les secrétions en bon état dans les individus de diverses constitutions, qui ont été prescrits depuis le Paragraphe 405, jusqu'au Paragraphe 417, sont ceux qui peuvent conserver dans l'état sain, les excrétions récrémentitielles & excrémentitielles dans les divers individus.

Nous avons vu (§. 385 & 404), que les lésions de telle ou telle secrétion, produisent tantôt les lésions de telle ou telle excrétion ; & que tantôt les léſions de telle ou telle excrétion, produiſent les léſions de telle ou telle ſecrétion ; & que tantôt les unes ou les autres, cauſent les léſions de telle fonction principale ; & que tantôt les léſions de quelque fonction principale cauſent les léſions des ſecrétions, & les léſions des excrétions récrémentitielles & excrémentitielles.

Dans la ſixième claſſe, nous avons preſcrit les traitemens qui conviennent pour rétablir les ſecrétions qui ſont léſées, ſoit par les abus des ſix choſes non-naturelles, ſoit par les léſions de quelque fonction principale, ſoit par des virus, ſoit par des cauſes externes. Ces mêmes traitemens doivent être employés contre les léſions des excrétions récrémentitielles & excrémentitielles, lorſque celles-ci ſont produites par les mêmes genres de cauſes, que ceux qui produiſent les léſions des ſecrétions.

Comme ce qui a été dit dans la ſixième Claſſe, à l'égard des léſions des ſécrétions, paroît ſuffiſant pour que le jeune Médecin puiſſe être guidé bien préciſément dans les traitemens des léſions des excrétions récrémentitielles, nous ne rappellerons que ſommairement ce qui a été dit à l'égard des lésions des excrétions récrémentitielles les plus importantes, savoir, celles de la salive & celles des sucs digestifs.

Nous examinerons avec détail, dans cette Classe; 1° les lésions des secrétions naturelles, particulières au sexe; 2° les lésions des excrétions extraordinaires particulières au sexe; 3° nous ferons le détail des excrétions extraordinaires de la première & de la seconde espèce qui sont communes aux deux sexes; nous examinerons leurs causes & leurs effets; nous prescrirons les traitemens qui conviennent à chacune des excrétions extraordinaires; nous expliquerons les circonstances dans lesquelles les excrétions extraordinaires sont utiles, & les circonstances dans lesquelles elles sont nuisibles; 4° nous assignerons les moyens pour les conserver lorsqu'elles sont utiles, les moyens qui peuvent les rétablir ou y suppléer lorsque leur suppression est préjudiciable, & les moyens qui peuvent les diminuer & les arrêter lorsqu'elles sont nuisibles; 5° nous décrirons dans cette Classe, les lésions de quelques excrétions excrémentitielles, communes aux deux sexes, dont il n'a pas été fait mention dans la Classe précédente.

SECTION I.

SECTION I.

Des Léfions des Excrétions des Sucs digeftifs.

Les excrétions des fucs digeftifs, 446
décrites (§. 381, depuis art. 1° jufqu'à art. 8°), font léfées, lorfque ces fucs font de mauvaife qualité, & lorfqu'ils péchent en quantité.

Les défauts de quantité & les mauvaifes qualités de la falive, & des fucs de l'eftomac (§. 178, 181, 184 & 187), font des fignes que ces mêmes vices exiftent dans les autres fucs digeftifs.

Dans la claffe des léfions de la faim, & dans la claffe des léfions de la digeftion, nous avons affigné les diverfes caufes qui peuvent produire les léfions des excrétions de la falive & des fucs digeftifs; & nous avons prefcrit les divers traitemens qui doivent être adminiftrés pour remédier aux vices de la falive & des fucs digeftifs, relativement à leurs diverfes caufes & à leurs divers effets.

Dans la claffe des léfions des fecrétions (depuis le §. 405, jufqu'au §. 417).

Nous avons fait la description de tous les vices de la masse générale des humeurs qui sont naturels, & de ceux qui ont été contractés; & nous avons prescrit les divers régimes qui conviennent aux divers individus, pour ces vices divers des humeurs. Dans la Classe des lésions des secrétions, Section III, nous avons prescrit les traitemens qui doivent être employés contre les vices divers des humeurs qui sont naturels, qui ont été contractés, ou qui dépendent des vices des organes.

Pour que le jeune Médecin procède bien dans les divers traitemens des lésions des excrétions des sucs digestifs, il faut qu'il fasse 1°, l'application aux sucs digestifs, de ce qui a été dit dans la classe des lésions de la faim, à l'égard des vices de la salive & des sucs de l'estomac; 2°. qu'il fasse l'application aux sucs digestifs, de ce qui a été dit dans la Classe des lésions de la digestion, à l'égard des maladies simples qui peuvent être produites par des vices des humeurs, & qui, réciproquement, peuvent causer les vices des humeurs; 3°. qu'il fasse l'application aux sucs digestifs, de ce qui a été dit, depuis le §. 405, jusqu'au §. 417, à l'égard des vices de la maſſe générale des humeurs; 4°. qu'il faſſe l'application aux ſucs digeſtifs, de ce qui a été preſcrit dans la Claſſe des léſions des ſecrétions, Section III, contre les vices divers des humeurs qui ſont produits, ſoit par les abus des ſix choſes non-naturelles, ſoit par des léſions de fonctions principales, ſoit par des virus, ſoit par des cauſes externes, ſoit par des vices d'organiſation.

Le mélange des deux biles (§. 381, 447
art. 7.) eſt le ſeul des ſucs digeſtifs, dont la léſion de l'excrétion, a un ſigne qui lui eſt propre & particulier; ſavoir, la teinte de l'habitude du corps en jaune, plus ou moins foncé. Lorſque les deux eſpèces de biles ne peuvent pas parvenir, ou ne parviennent qu'en très-petite quantité dans l'inteſtin duodénum, par le moyen de leurs vaiſſeaux excrétoires, qui, ordinairement, ſe réuniſſent en un ſeul, nommé canal cholédoque, la bile reflue dans le ſang en grande ou en petite quantité, ſelon que l'excrétion eſt plus ou moins gênée. Si la bile ne reflue dans le ſang qu'en petite quantité, le teint eſt blême & tirant ſur le jaune (§. 336); ſi la bile reflue dans le ſang en grande quantité, toute

l'habitude du corps est jaune, ce qui constitue l'ictère qui exige différens traitemens, relativement aux diverses causes qui le produisent. S'il a lieu dans un individu qui a commis les abus (§. 248), le malade a les symptômes (§. 265); il faut employer le traitement (§. 335): si le malade a commis les abus (§. 280), il a les signes de l'âcreté des sucs (§. 187); il faut employer le traitement (§. 363 & 364).

Nous parlerons encore de l'ictère dans la Classe des lésions de l'habitude du corps; nous décrirons les diverses autres causes qui le produisent, & nous indiquerons les traitemens appropriés à chaque cause. Si la bile ne reflue dans le sang qu'en petite quantité, si le malade a commis les abus (§. 248), s'il est dans les quatre circonstances (§. 336), s'il n'y a point d'obstructions sensibles, il faut le traitement (§. 336); s'il y a des obstructions palpables, il faut le traitement (§. 339 & 340). Si la bile ne reflue dans le sang qu'en petite quantité, si le malade a commis les abus (280), s'il est dans les quatre dernières circonstances (§. 385, art. 11), & si les symptômes de l'âcreté des humeurs ne sont pas considérables, il faut le régime (§. 410). Si les fignes de l'âcreté font très-graves, il faut le traitement (§. 198, art. 4), & s'il y a des obftructions palpables, il faut le traitement (§. 363 & 364).

L'excrétion de la bile, ou fon arrivée dans l'inteftin duodénum, eft quelquefois diminuée, ou totalement fupprimée par des calculs biliaires qui s'étant formés dans la véficule du fiel, font pouffés dans le canal cholédoque & le bouchent. Le premier fymptôme de cette efpèce de léfion de l'excrétion de la bile, eft une douleur fixe & vive dans l'hypocondre droit, qui, dans les commencemens, produit une fenfation pareille à celle d'une piqûre; enfuite elle produit la fenfation d'un tiraillement violent, & même du déchirement. Lorfque cette douleur fubfifte pendant long-temps, c'eft parce que les calculs qui font arrêtés dans le canal cholédoque, ne peuvent pas être pouffés dans l'inteftin: dans ce cas, la douleur va toujours en augmentant, le pouls devient plus fréquent & plus ferré. Quoique dans ce cas, il y ait de la fièvre, fi elle n'eft pas vive, fi la bouche n'eft pas très-féche, fi le malade n'a pas une foif violente, s'il ne reffent pas une 448 chaleur très-considérable dans l'hypocondre, il n'y a point d'inflammation, & il y a lieu d'espérer que les calculs engagés dans le canal, seront poussés dans l'intestin duodénum. Mais si le malade ressent une chaleur très-considérable dans l'hypocondre droit; s'il ne peut pas se coucher sur le côté droit, si on ne peut pas faire la plus légère pression au-dessous des fausses-côtes droites, sans causer de vives douleurs, si le pouls est extrèmement fréquent, si la bouche est très-séche, si la soif est violente, il y a inflammation, & la vie du malade est dans le plus grand danger, soit par la suppuration, qui peut détruire une partie du canal cholédoque, & causer un épanchement de pus & de bile dans la cavité du bas-ventre, soit par la gangrène, qui peut succéder à l'inflammation.

Le second symptôme de la lésion de l'excrétion de la bile, causée par des calculs biliaires qui bouchent le canal cholédoque, est l'ictère qui succède à la douleur dans l'hypocondre droit, lorsque cette douleur a duré pendant plusieurs heures consécutives.

Lorsque la douleur de l'hypocondre droit cesse tout-à-coup, & qu'on voit que l'ictère qui a ſuccédé à la douleur, ſe diſſipe, peu-à-peu, par l'action ſeule de la nature, on a lieu de juger que les calculs qui bouchoient le canal cholédoque, ont été pouſſés dans l'inteſtin, & que l'excrétion de la bile eſt rétablie.

Le troiſième ſymptôme de la diminution, ou de la ſuppreſſion de l'excrétion de la bile, par des calculs biliaires, ſont de petites pierres ou calculs qu'on trouve dans les ſelles, quelquefois vingt-quatre heures après que la douleur de l'hypocondre a ceſſé; quelquefois ce n'eſt que pluſieurs jours après la ceſſation de la douleur que les calculs ſont expulſés avec les ſelles. Lorſqu'un malade a eu dans l'hypocondre, des douleurs qui ont été ſuivies de l'ictère, & qui ont ceſſé tout-à-coup, on doit faire chercher pendant pluſieurs jours dans les ſelles; ſi on y trouve un ou pluſieurs petits corps durs comme des pierres, qui, jettés dans le feu, ou expoſés à la flamme d'une bougie, s'enflamment aiſément, & qui ſe réduiſent en cendres, ce ſont des calculs biliaires; alors, il n'y à pas lieu de douter que ce ne ſoient ces calculs qui ont empêché l'excrétion de la bile, & qui ont cauſé la douleur dans l'hypocondre droit, l'ictère & les autres symptômes. Il n'est pas rare que dans ces cas, on trouve une grande quantité de calculs dans les selles; il n'est pas rare qu'un malade, après avoir essuyé cette espèce de lésion d'excrétion de la bile, après avoir rendu beaucoup de calculs biliaires, soit de nouveau atteint, de temps en temps, de cette douleur dans le côté droit, & qu'il rende, de temps en temps, de nouveaux calculs.

449 Lorsqu'un malade a rendu des calculs biliaires, quoiqu'il ne ressente point de douleurs dans l'hypocondre droit; quoique l'ictère & les autres accidens qui acompagnoient cette douleur, se soient dissipés par la seule action de la nature, on ne doit pas croire que le malade est guéri. A plus forte raison, si le malade ressent, de temps en temps, des douleurs dans l'hypocondre droit, si après ces douleurs il a le teint jaune pendant quelques jours, s'il rend, de temps en temps, des calculs biliaires, on doit dans ces deux cas, l'assujettir au régime suivant :

1°. Il se nourrira des alimens prescrits contre l'âcreté naturelle (§. 410); & ne boira que de l'eau à ses repas.

2°. Il prendra, tous les deux jours, un bain tiède, le matin à jeun.

3°. Il prendra, tous les matins, huit grains de pilules de ſavon du Cod. Pariſ.

4°. Il prendra pendant quinze jours une pinte de petit-lait clarifié, & dans le premier verre on mettra un gros de terre-foliée de tartre.

5°. La quinzaine ſuivante, il prendra tous les matins, une pinte d'eau de Vals ou de Cranſac; il continuera, alternativement, une quinzaine de petit-lait, & une quinzaine d'eau de Vals ou de Cranſac.

6°. Il continuera ce régime & ces remédes, juſqu'à ce qu'il ait été, au moins ſix mois, ſans avoir reſſenti aucune douleur dans l'hypocondre droit, ſans avoir eu le teint jaune, & ſans avoir rendu des calculs biliaires.

Lorſqu'un malade reſſent dans la 450
partie de l'hypocondre droit, où eſt ſitué le canal cholédoque, une douleur fixe & vive qui cauſe la ſenſation d'une piqûre ou d'un déchirement, il y a lieu de ſoupçonner les calculs biliaires. Quoique dans les commencemens de cette douleur le malade n'ait point de fièvre, quoiqu'il ait le pouls preſque naturel, quoiqu'il ne ſoit pas altéré; il doit ſupprimer toute eſpèce d'alimens, doit boire toutes les demi-heures, alternativement, un verre de petit-lait

clarifié, & un verre d'eau de veau; on lui donnera le lavement n°. 48; on le mettra au plutôt dans le bain tiède, il y restera six heures; en sortant du bain, on réïtérera le lavement, & on appliquera sur l'hypocondre droit, ou le cataplasme n°. 208, ou celui n°. 211. Après que le malade aura passé quatre ou cinq heures au lit, on réïtérera le lavement; ensuite on le remettra dans le bain, & il y restera cinq ou six heures. Tant que les douleurs ne seront pas très-vives, & que le pouls ne sera pas serré & fort fréquent, il suffira de continuer les boissons ci-dessus, les lavemens, les cataplasmes & les bains. Mais si le pouls devient fort fréquent, il faut avoir recours à la saignée du bras; si la fièvre devient très-vive, si la soif est violente, si le malade ressent dans l'hypocondre droit beaucoup de chaleur, & des douleurs très-aiguës, on ajoutera aux remèdes ci-dessus, & la saignée qu'on réitérera, & l'huile d'amandes douces, ainsi qu'il est prescrit (§. 355, art. 3). Si dans le cours de ce traitement, le malade rend des calculs biliaires, dès que la fièvre & les douleurs seront cessées, on fera usage du régime & des remèdes prescrits (§. précédent).

SECTION II.

Des Léſions des Excrétions particulieres au Sexe.

L'âge auquel les filles en ſanté commencent à avoir les menſtrues ou règles, eſt communément entre douze & quatorze ans. Dans quelques individus, ſurtout dans les climats chauds, les règles commencent avant cet âge : dans d'autres individus elles ne commencent qu'à quinze, ſeize, dix-ſept & dix-huit ans, & même quelquefois plus tard. 451

Cet âge ſe nomme l'âge nubile, il s'étend, en général, depuis douze à quatorze, juſqu'à dix-huit à vingt ans, qui eſt ſon terme, & le commencement de l'âge adulte. Si à vingt ans, qui eſt l'âge auquel, en général, tous les individus ont pris leur accroiſſement, les règles ne ſont pas établies régulièrement, c'eſt parce que les individus ont quelque vice de conſtitution, ou parce qu'ils ont commis, habituellement, des abus, ou parce qu'ils ont mené un genre de vie qui a cauſé l'augmentation de quelqu'autre excrétion, qui a diſſipé la matière des règles, ou parce qu'ils ont eſſuyé de grandes maladies, ou parce qu'ils sont atteints de quelque virus, ou parce qu'ils ont été exposés à de violentes causes externes.

Dans cette Section, nous ferons la description de toutes les causes qui empêchent que l'excrétion des règles ne s'établissent, dans l'âge nubile; & que les règles n'aient lieu, & qu'elles ne soient régulières comme elles doivent l'être, dans le cours de l'âge adulte, jusqu'à quarante à quarante-cinq ans. Dans cette Section, nous ferons aussi la description des causes qui produisent des règles trop abondantes & des pertes, ainsi que des causes qui altèrent les lochies ou vuidanges & le lait.

Cette excrétion n'a lieu que dans les filles & les femmes, au-dessous de l'âge de quarante-cinq & cinquante ans, qui ne sont pas grosses, & quelquefois, dans les femmes qui allaitent. Les femmes qui ont leurs règles dans le temps qu'elles allaitent, ont communément peu de lait; on ne doit pas les choisir pour nourrices.

452 En bonne santé, dans les filles & les femmes qui ne sont pas grosses, les règles sont périodiques, elles se renouvellent régulièrement, après des intervalles égaux; à chaque retour, cette excrétion

a, à-peu-près, la même durée, la même qualité & la même quantité. Dans toutes les filles, dans toutes les femmes qui ne ſont pas groſſes, l'époque du retour des règles, leur durée, leur quantité & leur qualité, ne ſont pas égales. Dans des individus, les règles reviennent toutes les trois ſemaines; dans d'autres, elles reviennent après un intervalle de moins de vingt jours; dans d'autres elles ne reviennent que toutes les quatre ſemaines; dans d'autres, elles viennent un jour, deux jours, trois ou quatre jours avant les quatre ſemaines; dans d'autres, elles n'ont lieu qu'après quatre ſemaines; dans quelques unes, elles ne reviennent que toutes les cinq ou ſix ſemaines; &, ce qui eſt plus rare, dans d'autres, elles ne viennent que deux ou trois fois par an: & ce qui eſt auſſi très-rare, quelques jeunes filles & femmes jouiſſent d'une bonne ſanté &, n'ont jamais eu leurs règles.

La durée des règles varie beaucoup dans les divers individus en ſanté; des filles & des femmes n'ont pas leurs règles durant vingt-quatre heures; d'autres les ont pendant deux ou trois jours; d'autres les ont pendant une ſemaine; d'autres les ont pendant plus de huit jours.

La quantité de sang qui sort pendant le temps des règles, varie beaucoup dans les divers individus en santé; dans quelques filles ou femmes, la quantité du sang est au-dessous d'une once; dans d'autres elle est d'environ une once; dans d'autres elle est un peu plus d'une once; dans d'autres, elle est de près de deux onces; dans d'autres, elle est de plus de deux onces.

La qualité du sang varie aussi dans les divers individus en santé; dans quelques filles & femmes, le sang des règles est pâle; dans d'autres, il est d'un rouge vif, dans d'autres d'un rouge noir; dans d'autres, il est épais & visqueux; dans d'autres, il est très-fluide. Quelques filles & femmes n'ont leurs règles qu'en blanc, ce qu'on nomme fleurs blanches, dont nous parlerons dans cette Classe.

553 Quelles que soient les différences de l'âge auquel les règles commencent à avoir lieu dans les jeunes filles, il arrive souvent que, soit que les règles soient précoces, soit qu'elles soient tardives, la santé n'est point altérée. Ce sont les différences de constitution, les genres de vie divers, & l'usage différent des six choses non-naturelles, qui sont les causes de la différence des époques

auxquelles les règles commencent à avoir lieu dans les jeunes filles bien conſtituées. Il arrive ſouvent que la ſanté des jeunes filles eſt altérée, parce que les règles ſont trop précoces ; il arrive ſouvent que la ſanté des jeunes filles eſt détruite, parce que les règles ſont trop tardives : ce ſont ſouvent ou la mauvaiſe conſtitution, ou l'abus des ſix choſes non-naturelles, ou des virus, ou des cauſes externes, qui donnent lieu aux règles précoces ou tardives, qui cauſent la perte de la ſanté des jeunes filles ; ce que nous expliquerons par la ſuite.

Quelles que ſoient les différences qui 454
exiſtent dans les divers individus, à l'égard des différentes époques, de la différente durée, de la différente qualité, & de la différente quantité des règles, on voit que la ſanté ſe ſoutient dans chaque individu, tant que les règles reviennent aux époques, avec la durée, la quantité & la qualité ordinaires à chaque individu.

On voit que la ſanté des jeunes filles & des jeunes femmes qui ne ſont pas groſſes, s'altère lorſque leurs règles n'ont plus leurs périodes, leur durée, leur quantité, & leur qualité ordinaires, & lorſqu'elles ſe ſuppriment.

Il est donc bien intéressant que le Médecin recommande aux filles & aux femmes, de faire attention à leurs règles, pour qu'elles demandent conseil, lorsqu'elles s'apperçoivent que les périodes, la durée, la quantité & la qualité ne sont pas ordinaires, afin que le Médecin étant instruit de toutes ces circonstances, puisse les bien guider pour conserver leur santé, & qu'il puisse administrer les traitemens nécessaires pour remédier aux maladies qui sont causées par le désordre des règles.

455 Des filles & des femmes, aux approches de leurs règles, éprouvent quelques légères indispositions, telles qu'un sommeil agité & interrompu, des maux de tête, des douleurs dans les reins, des douleurs dans le bas-ventre, des coliques, des douleurs dans les seins, des lassitudes, des urines crues, des urines chargées, des expectorations, une abondance de salive, des sueurs générales ou particulières, des fleurs blanches, des changemens dans le teint, des diminutions ou augmentations de l'appétit, &c; d'autres éprouvent quelques-unes de ces indispositions pendant la durée des règles; d'autres les éprouvent après leurs règles; d'autres femmes n'éprou-

vent aucunes indiſpoſitions, ni avant, ni pendant, ni après leurs règles.

Quelque conſidérables que ſoient ces indiſpoſitions, ſi la fille ou femme les a éprouvées à chacune des périodes des règles, dès qu'elle a commencé à être réglée, ſi ces indiſpoſitions ont toujours eu la même durée, ſi leur durée n'a jamais été longue, ſi le temps des règles étant paſſé, la ſanté a été conſtamment dans un bon état, ſi cette fille ou femme ne commet aucun abus, ſi elle n'eſt atteinte d'aucun virus, on ne doit faire aucun remède; & on ne doit prendre d'autres précautions que de faire obſerver à cette fille ou femme, le régime qui eſt preſcrit pour ſa conſtitution dans l'un des §. depuis 405, juſqu'à 411.

L'âge auquel les femmes & filles ceſ- 456
ſent d'être réglées, varie dans les divers individus. Dans la plupart, les règles ſe ſuppriment entre quarante & quarante-cinq ans. Beaucoup de femmes ne ſont plus réglées à quarante ans. Quelques-unes ſont encore réglées à cinquante ans &, même, paſſé cet âge.

Aux approches de l'âge auquel les règles ſe ſuppriment dans la plupart des femmes & filles, elles n'ont plus de périodes régulières. Tantôt il n'y a qu'un intervalle de huit ou quinze jours entre deux périodes de règles ; tantôt l'intervalle est de trois semaines, un mois ; tantôt il est de six semaines, deux mois ; tantôt, il est de trois, quatre, cinq mois & plus.

Dans d'autres femmes & filles de l'âge ci-dessus, les périodes des règles continuent à être régulières ; mais la quantité diminue à chaque révolution, de manière que les dernières révolutions ne sont marquées que par de très-petites taches ; dans d'autres femmes & filles les périodes sont régulières, mais la quantité de l'excrétion augmente beaucoup ; dans d'autres les périodes sont régulières, mais la durée des règles diminue; dans d'autres les périodes sont régulières, mais la durée augmente.

Dans des filles & femmes de l'âge ci-dessus, la qualité des règles varie dans les divers individus. Dans quelques femmes, les règles sont d'un sang vermeil & de bonne qualité; dans d'autres, c'est un sang noirâtre, des caillots ; tantôt c'est un sang pâle & visqueux ; dans d'autres, c'est un sang très-fluide & d'un rouge vif ; tantôt c'est un sang très-séreux.

Beaucoup de femmes & filles, à l'âge ci-deſſus, ſont atteintes de pertes utérines qui ſont des écoulemens par le vagin, qui durent beaucoup plus long-temps que les règles. Ces écoulemens durent, quelquefois, quinze jours, quelquefois, ſix ſemaines, quelquefois, pluſieurs mois, & même pluſieurs années. Ces écoulemens ſont, quelquefois, en très-grande quantité, alors ils affoibliſſent & épuiſent en peu de temps; quelquefois ils ſont en petite quantité, & ce n'eſt, qu'à la longue, qu'ils affoibliſſent & épuiſent; quelquefois, ils ſont en ſi petite quantité, que quoi qu'ils ſoient preſque continuels pendant pluſieurs années, ils ne cauſent ni un amaigriſſement ni un affoibliſſement ſenſible.

La matière des pertes varie dans les femmes & filles. Dans les unes, la matière de la perte eſt du ſang pur; dans d'autres, l'écoulement eſt très-ſéreux, légèrement teint de ſang & pareil à de la lavure de chair; dans d'autres, c'eſt un ſang noirâtre, épais, viſqueux; dans d'autres, un ſang vermeil très-fluide; dans d'autres, ce ſont, de temps en temps, des caillots de ſang; dans d'autres, la perte eſt tantôt du ſang pur, tantôt un écoulement lymphatique viſqueux ; tantôt ce n'est que de la sérosité, & ce qu'on nomme *fleurs blanches* & *pertes blanches*, dont nous parlerons par la suite, ainsi que des pertes rouges.

Quelques femmes & filles cessent d'être réglées, tout-à-coup, à l'âge ci-dessus, sans avoir jamais éprouvé le moindre dérangement dans la régularité des périodes, de la durée, de la quantité & de la qualité des règles, & sans éprouver aucune altération sensible dans leur santé.

Aux approches de l'âge auquel les règles se suppriment, outre les lésions plus ou moins considérables dans les périodes, la durée, la quantité & la qualité de cette excrétion, la plupart des femmes & des filles, sur-tout dans les villes, éprouvent diverses lésions dans d'autres fonctions qui sont plus ou moins considérables, & souvent, si graves, que beaucoup de femmes meurent à cet âge, qui, pour cette raison, est nommé *l'âge critique des femmes*.

Quelques femmes & filles passent l'âge critique sans éprouver aucune indisposition notable. Quelques femmes ont, après l'âge critique, une santé plus ferme & plus constante qu'elles ne l'avoient dans le temps où elles étoient réglées. Quelques femmes dans l'âge critique, après la ſuppreſſion totale des règles, n'éprouvent d'autres changemens, dans leur ſanté, que l'augmentation de l'embonpoint ; alors le ſuperflu des humeurs ſe convertit en graiſſe & ſe dépoſe dans le tiſſu cellulaire de tout le corps, où il n'eſt guères plus nuiſible que s'il étoit expulſé du corps, il eſt ſeulement incommode lorſqu'il donne lieu à un embonpoint trop conſidérable.

Dans quelques femmes à l'âge critique, il ſe forme des excrétions extraordinaires habituelles ou périodiques, ou erratiques ; par exemple, des ſueurs générales ou particulières, des évacuations de ce qu'on nomme *pituite*, des hémorroïdes & autres évacuations qui ſuppléent ſouvent aux règles. Nous parlerons, dans la ſuite de cette Claſſe, de ces excrétions extraordinaires.

Les différences qu'on obſerve dans 457
les filles & les femmes à l'égard des règles, ſoit pour l'âge auquel elles commencent, ſoit pour leurs périodes qui ſont plus éloignées ou plus rapprochées, ſoit par la durée qui eſt plus ou moins longue, ſoit par la quantité,

qui est plus ou moins considérable, soit pour la qualité, soit pour les indispositions qui les précèdent ou les accompagnent, ou les suivent, soit pour l'âge auquel elles se suppriment, soit pour les diverses manières dont elles se suppriment, soit pour les indispositions & maladies qui ont lieu dans le temps critique, sont causées ou par la diversité des constitutions, ou par la diversité des genres de vie, ou par les divers abus des six choses non-naturelles, ou par les lésions de quelque fonction principale, ou par des vices de constitution, ou par des virus, ou par des causes externes, ce que nous expliquerons par la suite.

458 Les Physiologistes ont fait les plus grandes recherches pour découvrir le mécanisme & les causes des périodes régulières des règles. Quoiqu'ils n'aient pu pénétrer ce mystère de la Nature, les Médecins sont parvenus, par l'observation, à découvrir les causes des règles, & l'usage de la matière des règles, qui, pendant la grossesse, est employée au développement, à la formation & à la nourriture du fœtus, & qui, après l'accouchement, se convertit en lait pour nourrir le nouveau né.

Ils ſont parvenus à connoître l'utilité dont les règles ſont à la ſanté des filles & des femmes qui ne ſont pas groſſes & qui n'allaitent pas. Ils ſont parvenus à connoître les divers genres de vie qui conviennent aux femmes de diverſes conſtitutions, pour que leurs règles conſervent leurs périodes, leur durée, leur quantité & leur qualité ordinaires. Ils ſont parvenus à connoître les divers genres de vie qui peuvent diminuer & diſſiper les matières des règles, & par-là, préſerver de maladies les femmes en qui l'excrétion des règles n'a pas lieu, celles en qui les périodes des règles ne ſont pas régulières, celles en qui la quantité des règles eſt très-petite. Les Médecins ſont parvenus à connoître toutes les cauſes qui peuvent ſupprimer les règles, empêcher la régularité de leurs périodes, diminuer leur durée & leur quantité, & altérer leur qualité. Ils ſont parvenus à connoître les déſordres & les maladies qui peuvent être cauſées par la matière des règles qui eſt retenue dans le corps des femmes qui ne ſont pas groſſes & qui n'allaitent pas; ils ſont parvenus à connoître les excrétions & les évacuations qui peuvent ſuppléer au défaut de règles ; ils sont parvenus à connoître les remèdes qui peuvent détruire les maladies qui sont causées par la suppression, par la rareté, & par l'abondance & la diminution des règles. Les Paragraphes suivans donneront des explications sur tous ces objets.

459 La matière des règles est une partie des produits de la digestion, & de la sanguification. C'est une portion du sang, formée de globules rouges, de lymphe, & de sérosités, dont les proportions sont diverses dans les divers individus. C'est la portion du sang qui est superflue, soit pour l'accroissement, soit pour la nutrition, soit pour toute autre fonction.

Dans l'un & l'autre sexe, le chyle & le sang se forment de la même manière. Dans l'un & l'autre sexe, les globules rouges, la lymphe & la sérosité sont la matière de toutes les secrétions. Ils sont la matière de la nutrition & de l'accroissement dans l'enfance & la jeunesse ; ils sont dans l'âge adulte, la matière de la nutrition & de la réparation : ils sont la matière de toutes les excrétions récrémentitielles qui sont communes aux deux sexes.

Presque toutes les excrétions excrémentitielles

mentitielles ſont communes aux deux ſexes. Par la voie de ces excrétions, les réſidus des alimens & boiſſons, les humeurs qui ſont ſuperflues pour l'accroiſſement & la nutrition, les portions des fibres & des vaiſſeaux qui s'uſent, & qui ſont entraînées par la circulation, ſont expulſées du corps. Les hommes ont la ſecrétion & l'excrétion de la ſemence qui leur ſont propres & particulières. Le ſexe a la ſecrétion de la lymphe utérine dont il ſe fait une excrétion continuelle dans la matrice, & dont la totalité eſt réſorbée, dans l'état ſain, avant l'âge nubile, par les vaiſſeaux abſorbans de la matrice : c'eſt cette lymphe utérine qui entretient la ſoupleſſe, la flexibilité, & l'élaſticité des vaiſſeaux de la matrice; c'eſt elle qui entretient la liberté des vaiſſeaux, & la facilité de la circulation des fluides dans les parois de la matrice. Dans l'état ſain, il ſe ſépare auſſi dans le vagin une humeur très-fine, onctueuſe, qui entretient la ſenſibilité de cet organe, & l'aptitude à la cohabitation; cette humeur eſt auſſi réſorbée, pour la plus grande partie, dans l'état ſain, par les vaiſſeaux abſorbans de cet organe.

Les femmes ont, en général, toutes les fibres & les vaisseaux plus foibles & plus lâches que les hommes. L'action de la circulation est, en général, plus foible dans les femmes que dans les hommes. La foiblesse des fibres & des vaisseaux, & la foiblesse de l'action de la circulation sont cause que les femmes transpirent moins que les hommes, & par cette raison, les femmes auroient une voie de moins que les hommes, pour se délivrer de la totalité des humeurs qui sont superflues, si dans le temps qu'elles ne sont pas grosses & qu'elles n'allaitent pas, elles n'avoient l'excrétion des règles, qui, suppléant à la trop petite quantité de la transpiration, les délivre des humeurs qui, étant de trop, soit pour la nutrition, soit pour l'accroissement, leur seroient nuisibles.

Il est constaté par l'observation, que dans le corps humain, les humeurs sont toujours entraînées vers les parties où elles trouvent moins de résistance, & que, par conséquent, lorsqu'elles sont en trop grande quantité, elles s'accumulent plutôt dans les organes dont les vaisseaux sont les plus foibles, les plus lâches, les moins élastiques, & les plus ſuſceptibles de dilatation, que dans les organes dont les vaiſſeaux ſont plus forts, & plus élaſtiques.

Il réſulte de cette obſervation, que les femmes bien conſtituées ont les vaiſſeaux des ſeins, & ceux de la matrice, plus foibles, & moins élaſtiques que ceux de leurs autres organes ; ce qui le prouve eſt 1°, que lorſque les jeunes filles, d'une bonne ſanté, ſont parvenues au terme de leur accroiſſement, ou lorſqu'elles ſont très-près de ce terme, & que, par conſéquent, elles commencent à avoir plus d'humeurs qu'il ne leur en faut pour la nutrition & l'accroiſſement, leurs ſeins prennent, dans peu de temps, un accroiſſement beaucoup plus prompt, & plus conſidérable que celui que leurs autres organes ont pris dans un pareil laps de temps; 2° c'eſt que lorſque les jeunes filles d'une bonne ſanté ſont parvenues, ou lorſqu'elles ſont très-près du terme de leur accroiſſement, les humeurs qui ſurabondent en elles, cauſent une plus grande plénitude dans les vaiſſeaux de la matrice, les dilatent, & ſe répandent dans la cavité de la matrice, & de-là s'écoulent par le vagin. Cette première éruption de règles, dans les jeunes filles d'une bonne santé, a lieu sans qu'elles éprouvent la plus légère incommodité ; & ensuite les règles reviennent à des époques à-peu-près fixes, avec une durée, une quantité, & une qualité à-peu-près pareilles, si ces jeunes filles ne commettent point d'abus des six choses non-naturelles ; si elles ne s'exposent pas aux impressions des causes externes, & si elles ne contractent pas quelque virus, ou quelqu'autre cause de maladies, qui, en souillant le sang, & altérant quelque fonction principale, dérange les périodes des règles, ou les supprime totalement, ou augmente, ou diminue leur durée, & leur quantité, & en corrompt la qualité.

Si ces jeunes filles, d'une bonne santé, n'avoient pas les vaisseaux des seins, & ceux de la matrice, moins forts & moins élastiques, que ceux de leurs autres organes, leurs seins n'acquéroient pas une augmentation très-rapide, dès qu'elles approchent le terme de leur accroissement ; & à cette époque, les règles ne commençeroient pas avec facilité & sans causer d'incommodités, ou même de grandes maladies ; leurs périodes ne seroient pas régulières, leur durée, leur quantité, & leur qualité ne ſeroient pas toujours, à-peu-près, pareilles. On a la preuve que c'eſt la foibleſſe, & le peu d'élaſticité des vaiſſeaux des ſeins qui donnent lieu à leur très-prompt accroiſſement, dans des jeunes filles bien conſtituées, en ce que l'obſervation apprend que les ſeins ne croiſſent pas très-promptement, & n'acquièrent pas un volume, & une fermeté conſidérables dans les jeunes filles, qui ne ſont pas bien conſtituées, & que, même, les jeunes filles qui ſont mal conſtituées, n'ont jamais de gorge.

La cauſe naturelle des règles eſt donc 460
un concours & des humeurs ſuperflues, & de la ſtructure de la matrice dont les vaiſſeaux ſanguins qui s'ouvrent dans la cavité de ce viſcère, ſont plus foibles, plus lâches, & plus ſuſceptibles de dilatation que ceux des autres organes. On a la preuve que c'eſt la foibleſſe, & le peu d'élaſticité des vaiſſeaux de la matrice qui donne lieu à ce que les règles viennent facilement & ſans cauſer d'incommodités, & qu'elles s'établiſſent, régulièrement, dans les jeunes filles bien conſtituées, en ce que l'obſervation apprend, que les règles

commencent difficilement & très-tard, & que même souvent elles n'ont pas lieu dans les jeunes filles qui sont mal constituées, qui ont quelque organe excrétoire, ou quelque partie du corps dont les vaisseaux sont très-foibles, très-lâches, &, pour ainsi dire, sans élasticité.

Nous venons de dire que pour que les règles aient lieu, il faut que les vaisseaux de la matrice soient plus foibles, & moins élastiques que ceux des autres organes. Nous ne voulons pas dire, qu'il faut que les vaisseaux de la matrice soient très-lâches, très-foibles, & sans élasticité; s'ils étoient ainsi, il y auroit des pertes continuelles. Ces pertes très-fréquentes & presque continuelles, ont lieu dans quelques filles & femmes dont par un vice de constitution, ou par des suites de grossesses, ou de couches, ou autre cause, les vaisseaux de la matrice ont perdu totalement leur élasticité. Il est donc nécessaire, que les vaisseaux de la matrice ne soient qu'un peu plus foibles, & un peu moins élastiques, que tous ceux des autres organes. Nous ne pouvons pas déterminer ces degrés de moins de force, & de moins d'élasticité: la Nature ſeule connoît ſes meſures & ſes proportions. Nous parlerons bientôt des vaiſſeaux de la matrice, trop foibles, dans quelques individus, & trop forts, dans d'autres.

Les règles viennent difficilement, & 461
ſouvent fort tard, ou elles viennent trop tôt, ou leurs périodes ſont fort inégales, ou elles durent trop peu, ou elles durent trop, ou elles ſont trop abondantes, ou elles ſont en trop petite quantité, ou elles ſont de mauvaiſe qualité dans les jeunes filles, ou dans les femmes qui ne ſont pas de la bonne conſtitution (§. 405), dans celles qui ont trop peu d'humeurs (§. 406), dans celles qui ont une trop grande quantité d'humeurs (§. 407), dans celles qui ont les humeurs épaiſſes (§. 408), dans celles dont les humeurs ſurabondent en ſéroſités fades & vapides (§. 409), dans celles qui ont les humeurs âcres (§. 410). De pareils déſordres des règles ont lieu dans les filles & les femmes qui ſont atteintes de l'un des virus (§. 411), ſoit qu'elles ſoient nées avec ces virus, ſoit qu'elles les aient contractés. Les autres virus produiſent auſſi, fort ſouvent, de grands déſordres dans les règles.

Les filles & femmes, qui sont nées avec des constitutions très-vicieuses (paragraphe 417), sont toujours mal réglées, ou ne le sont point du tout.

Presque toutes les maladies graves sont accompagnées de désordre dans les règles.

Les abus des six choses non-naturelles produisent divers désordres dans les règles, dans les divers individus, en raison de leurs diverses dispositions, & de leurs diverses constitutions.

Les causes externes produisent aussi des irrégularités dans les périodes des règles, des augmentations, ou diminutions de durée, & de quantité, & des règles de mauvaise qualité, & des suppressions. Les mêmes causes externes produisent des désordres divers, dans les divers individus, en raison des diverses dispositions, & des diverses constitutions individuelles.

Les articles suivans qui ont été tracés d'après l'observation, expliquent l'action des diverses causes qui produisent les divers désordres des règles, en raison des diverses dispositions, & des diverses constitutions.

1°. Les règles commencent difficilement, & souvent fort tard; leurs périodes, leur durée, & leur quantité ne font pas régulières dans les jeunes filles, qui, dès le bas âge, ont les vaiffeaux excrétoires de la falive, ou ceux de la membrane pituitaire, très-peu élaftiques, & très-foibles, & qui, en conféquence, crachent, ou mouchent extraordinairement; dans les jeunes filles en qui l'action de la circulation eft forte, & qui tranfpirent beaucoup; dans les jeunes filles en qui les pores de la fueur font très-ouverts, & qui fuent beaucoup, ou par-tout le corps, ou dans quelque partie du corps; dans les jeunes filles qui ont les vaiffeaux excrétoires de l'humeur de la trachée-artère, & des bronches, très-lâches & très-foibles, & qui expectorent beaucoup; dans les jeunes filles qui ont les vaiffeaux fecrétoires & excrétoires des reins, très-foibles & très-peu élaftiques, & qui urinent beaucoup; dans les jeunes filles qui font fujettes à des vomiffemens, & à des dévoiemens; dans les jeunes filles qui font fujettes à des faignemens de nez, à des hémorroïdes fluentes; dans celles qui ont des fleurs blanches; dans celles qui ont des ulcères, ou des fiftules; dans celles qui font affujetties à l'ufage du cautère, des vésicatoires, ou du sain-bois.

Si les règles ont lieu dans les jeunes filles sujettes à ces évacuations extraordinaires, les périodes, la durée, la quantité, & la qualité des règles sont toujours en raison de la quantité de ces excrétions extraordinaires; c'est-à-dire, que, selon que ces excrétions sont plus ou moins abondantes, elles entraînent plus ou moins du superflu des humeurs, qui étoit destiné pour les règles, &, par conséquent, les périodes des règles sont plus ou moins rares, & leur durée, & leur quantité diminuent plus ou moins, ou elles sont totalement supprimées.

2°. Les règles s'établissent difficilement, leurs périodes, leur durée, & leur quantité sont fort irrégulières, & leur qualité est souvent mauvaise, dans les filles qui, dès le bas âge, ont la digestion foible (§. 404, art. 19) & qui digérant mal, soit qu'elles mangent beaucoup, soit qu'elles mangent peu, font un chyle très-imparfait, & peu propre à s'assimiler à la partie rouge du sang, à la lymphe, & à la sérosité; par conséquent peu propre à fournir la matière de l'accroissement & de la nutrition; & à produire un superflu de bonnes humeurs, pour les règles.

Les règles s'établiſſent difficilement dans les jeunes filles, qui, dès le bas âge, ont les organes de la reſpiration très-foibles (§. 404, art. 11 & 23), qui ſont ſujettes à la toux, à la difficulté de reſpirer, aux étouffemens, à l'aſthme, & au crachement de ſang.

Les règles s'établiſſent difficilement dans les jeunes filles, qui, dès le bas âge, ont le foie, ou la rate, ou d'autres viſcères très-peu élaſtiques, & très-foibles, dont les ſignes ſont décrits dans pluſieurs articles du §. 385, & qui s'engorgent & s'obſtruent.

Les règles s'établiſſent difficilement dans les jeunes filles, qui, dès le bas âge, ont les vaiſſeaux du cerveau, & ceux des membranes externes & internes du crâne, très-foibles, & qui, en conſéquence, ſont ſujettes à des maux de tête, à des migraines, à des vertiges, & à des étourdiſſemens.

Les règles s'établiſſent difficilement dans les jeunes filles, qui, dès le bas âge, ont quelques parties de l'habitude du corps, d'un tiſſu très lâche & très-foible, & qui, en conſéquence, ſont ſujettes à des enflures, ſoit au viſage, ſoit aux jambes, ſoit ailleurs; ou qui sont sujettes à des éréſipèles, à des phlegmons, à des clous, à des engorgemens lymphatiques, & à des œdèmes. Les règles s'établiſſent difficilement dans les jeunes filles, qui, dès le bas âge, ont le tiſſu cellulaire très-lâche, & qui ont un embonpoint très-conſidérable.

Soit que les vices des viſcères, ou de quelque partie de l'habitude du corps, ſoient naturels & héréditaires; ſoit que ces vices aient été contractés par des abus, ou par des maladies, ou par des virus, ou par des cauſes externes; tant que ces foibleſſes des viſcères, ou de l'habitude du corps exiſtent, le superflu des humeurs, qui étoit deſtiné pour les règles, ſe porte en quantité plus ou moins conſidérable, & ſe fixe dans les viſcères qui ſont plus foibles que la matrice; par conſéquent les périodes des règles ſont plus rares, leur durée & leur quantité ſont moindres, ou les règles ſont totalement ſupprimées.

L'obſervation apprend que, ſouvent, dans les jeunes filles & femmes en qui le foie, la rate, le poumon, ou d'autres viſcères ſont engorgés, & même obſtrués, quoique dans ces organes engorgés les humeurs s'accumulent au point d'en augmenter prodigieufement le volume, & de caufer des épanchemens de férofités dans les cavités ; fi les vaiffeaux de la matrice font auffi foibles, & auffi peu élaftiques que ceux des vifcères engorgés ; ou les vaiffeaux de la matrice s'engorgent & s'obftruent totalement, & par conféquent, il n'y a point de règles ; ou une partie des vaiffeaux de la matrice s'obftruent, & d'autres vaiffeaux de cet organe fe dilatent beaucoup, & alors il y a un écoulement continuel, & par conféquent, des pertes utérines rouges ou blanches, & toujours de mauvaife qualité. On voit ces complications de maux dans les femmes qui font de la conftitution très-vicieufe (§. 417 art. 4).

3°. Les filles & les femmes qui ont très-peu d'humeurs, dont les fignes & les caufes font décrites (§. 406), font très-peu réglées ou ne le font point du tout, felon que ce vice naturel & héréditaire ou contracté, eft plus ou moins confidérable; & ces filles & femmes, qui n'ont point de fuperflu d'humeurs, ne font point incommodées par la petite quantité ou le défaut de règles.

Quelques femmes & filles, qui sont très-maigres, fort pâles, qui ont le pouls très-petit, qui mangent très-peu, & qui, par conséquent, n'ont point d'humeurs superflues, ne laissent pas d'éprouver, de tems en tems, des périodes de règles : quelques-unes ont leurs règles très-régulièrement, & très-abondamment. Ces filles & femmes qui ont très-peu d'humeurs, qui mangent très-peu, & qui, malgré cela, sont réglées abondamment, ont les vaisseaux de la matrice trop foibles & trop peu élastiques ; ou elles ont les humeurs âcres : leur santé périclite beaucoup, elles sont menacées de l'épuisement & de maladies chroniques très-graves.

4°. Les filles & les femmes qui ont trop d'humeurs (§. 407) sont ordinairement réglées très-fréquemment & abondamment, & leurs règles durent long-tems. La fréquence des périodes, l'abondance & la longue durée des règles, sont d'autant plus avantageuses aux femmes & filles qui ont trop d'humeurs, que cette excrétion les délivre d'une quantité du superflu des humeurs, qui pourroit causer les maladies graves (§. 348) ; mais la fréquence, l'abondance & la longue durée des règles, affoibliſſent, peu à peu, les vaiſſeaux de la matrice, en diminuent l'élaſticité, & donnent lieu à des pertes utérines rouges, à des hémorragies utérines, à des fleurs blanches, à des engorgemens & obſtructions dans les parois de la matrice.

5°. Les règles commencent plus ou moins difficilement, & plus ou moins tard, dans les jeunes filles qui, dès le bas âge, ont toutes les humeurs épaiſſes (§. 408), & en qui, par conſéquent, les vaiſſeaux de tout le corps ont peu de ton, & peu d'élaſticité, (§. 405). Plus les humeurs ſont épaiſſes, & plus les vaiſſeaux de tout le corps manquent de ton & d'élaſticité; plus les humeurs s'accumulent dans tous les organes, & moins il y a d'effort de la part de tous les organes pour pouſſer des humeurs qui puiſſent dilater les vaiſſeaux de la matrice; par conſéquent il faut, ſouvent, beaucoup de remèdes, & beaucoup de tems, pour diviſer les humeurs épaiſſes, pour donner du ton aux vaiſſeaux de tout le corps, & pour affoiblir aſſez les vaiſſeaux de la matrice, pour qu'ils puiſſent être plus engorgés & plus dilatés que ceux des autres organes, & donner lieu aux règles. Quoiqu'on parvienne par les remèdes & le régime, à procurer quelques périodes des règles, si on ne combat pas continuellement l'épaississement des humeurs qui est naturel & héréditaire, si on ne supprime pas les abus qui ont produit l'épaississement des humeurs contracté; les filles & les femmes qui sont atteintes de ce vice des humeurs, sont toujours mal réglées, & elles cessent de l'être, avant l'âge ordinaire pour la suppression; & elles sont atteintes d'obstructions, ou de quelqu'autre des maladies de la Classe V, Section II.

6°. Les filles sont aussi réglées plus ou moins difficilement & plus ou moins tard, selon que la masse générale de leurs humeurs, dès le bas âge, surabonde plus ou moins en sérosités fades & vapides (§. 409) & selon que, par conséquent, les vaisseaux de tout leur corps sont plus ou moins lâches, & plus ou moins foibles. Quoiqu'on parvienne, par le secours des remèdes, à procurer à ces jeunes filles, quelques périodes de règles, elles ne seront jamais bien réglées, si on ne peut pas combattre avec succès le vice naturel des humeurs, & si on ne peut réformer les abus, qui l'ont cauſé; & par conſéquent, les filles & les femmes qui ſont affectées de cette mauvaiſe qualité des humeurs, ſeront expoſées aux maladies de la cinquième Claſſe, Section V, qui deviendront très-dangereuſes (§. 213). Si les jeunes filles, qui ont les humeurs épaiſſes, & celles en qui les humeurs ſurabondent en séroſités, ont les vaiſſeaux de la matrice beaucoup moins élaſtiques & beaucoup plus foibles que ceux de leurs autres organes, les règles commenceront à avoir lieu, à-peu-près, à l'âge ordinaire; mais les périodes des règles, leur durée, & leur quantité ne ſeront jamais bien régulières; elles ſeront ſujettes à des pertes, à des fleurs blanches, & aux maladies de la cinquième Claſſe, Section II, ſi on ne peut parvenir à remédier aux vices de leurs humeurs, & à procurer du ton & de l'élaſticité aux vaiſſeaux de la matrice.

7°. Parmi les filles qui, dès le bas âge, ont les humeurs âcres (§. 410), en qui, par conſéquent, les vaiſſeaux ont trop de ton, trop d'activité, & ſont trop irrités (§. 405), les unes ont les vaiſſeaux de tout le corps très-forts, & très-élaſtiques, & elles ont les vaiſseaux de la matrice, encore plus forts, plus roides, & moins susceptibles de dilatation, que ceux de leurs autres organes. D'autres jeunes filles ont les vaisseaux de tout le corps très-forts, & très-élastiques, excepté les vaisseaux de la matrice, qui sont foibles & très-susceptibles de dilatation : dès que les premières approchent de l'âge nubile, elles deviennent sujettes à des douleurs dans l'hypogastre, dans les reins, à des douleurs de tête, ou à des coliques vives ; & si, par le secours des remèdes, on ne parvient pas à leur procurer des règles, elles ne tarderont pas à être atteintes de quelqu'une des maladies de la cinquième Classe, Section III. Les secondes éprouvent des périodes de règles, quelquefois avant qu'elles aient atteint leur onzième année : en général, elles sont réglées très-jeunes; mais leurs règles sont abondantes, leur durée est longue, & les périodes sont fréquentes; elles sont sujettes aux pertes utérines rouges, aux fleurs blanches, qui sont très-âcres & très-irritantes; elles seront atteintes de fièvres lentes, de la passion hystérique, du marasme, de suppurations internes, si on ne parvient à corriger l'âcreté naturelle &

héréditaire, & à réformer les abus qui ont donné lieu à l'âcreté contractée.

8°. Si les jeunes filles, dont les pères & mères ſont atteints, ou de la goutte (§. 411) ou de dartres (§. 413), ou de rhumatiſme (§. 414), ont les vaiſſeaux de la matrice plus élaſtiques, & plus forts, ou ſeulement auſſi forts que les vaiſſeaux de leurs autres organes; aux approches de l'âge nubile, elles éprouvent des accidens à-peu-près pareils à ceux qu'éprouvent les filles qui ont les humeurs âcres, & les vaiſſeaux de la matrice trop forts & trop roides : quelquefois on ne peut parvenir à provoquer leurs règles; alors elles tombent dans les maladies graves, art. précédent : d'autres fois, on réuſſit à leur procurer des règles; mais, dans le cours de leur vie, elles ſont, ordinairement, mal réglées; en conſéquence, elles ſont ſujettes, de temps en temps, à diverſes maladies. Mais ſi les filles, nées de parents atteints des virus ci-deſſus, ont les vaiſſeaux de la matrice moins forts, & moins élaſtiques que ceux des autres organes, elles ſont réglées très-jeunes, & dans la ſuite leurs règles reviennent fréquemment, ſont très-abondantes, & durent quelquefois ſept à huit jours &

plus; quelques-unes n'ont pas un intervalle de huit jours entre la fin d'une période & le commencement d'une autre ; elles sont sujettes aux pertes & aux fleurs blanches.

Le virus scrophuleux cause, ordinairement, des règles tardives, & même des suppressions de règles : le virus scorbutique cause, ordinairement, des pertes. La petite vérole & la rougeole se passent rarement, sans que les règles aient lieu dans les filles nubiles, & dans les femmes au-dessous de l'âge de quarante-cinq ans; ces deux virus accélèrent presque toujours l'excrétion des règles, & causent souvent des pertes.

9°. Les jeunes filles qui sont d'une constitution très-vicieuse (§. 417, art. 4), sont toujours mal-réglées, ou elles ne le sont point du tout; ou elles sont sujettes à des pertes rouges, & à des fleurs blanches. Si elles ont les vaisseaux de quelqu'organe, beaucoup plus foibles, que ceux de la matrice, il ne sera pas possible de leur procurer des règles, tant qu'on ne pourra pas fortifier les vaisseaux des organes foibles, & diminuer le ton & l'élasticité des vaisseaux de la matrice. Si elles ont les vaisseaux de la matrice beaucoup plus foibles que ceux des autres organes, elles éprouveront, très-fréquemment, dès la tendre jeuneſſe, des excrétions par le vagin : ces excrétions ſeront tantôt des féroſités teintes de ſang, tantôt du ſang, tantôt des humeurs lymphatiques & ſéreuſes ; ces excrétions n'auront point de périodes, ni de durées régulières ; tantôt, elles ſeront en petite quantité, tantôt, en grande quantité, & ce ſeront des pertes. Si ces jeunes filles ont les vaiſſeaux de la matrice auſſi foibles, & auſſi peu élaſtiques que ceux de quelques autres organes ; tantôt les organes foibles s'engorgeront, ou il s'y fera des excrétions conſidérables ; & alors, elles n'éprouveront point d'excrétions par le vagin ; tantôt ce ſeront les vaiſſeaux de la matrice qui s'engorgeront & ſe dilateront ; alors il y aura des excrétions abondantes par le vagin, & les autres organes foibles ſeront peu engorgés, & les excrétions s'y feront en petite quantité ; tantôt il y aura, en même-temps, des excrétions abondantes par le vagin, & par les autres organes excrétoires foibles, & alors, ces jeunes filles tomberont dans l'épuiſement. Si ces jeunes filles ont les humeurs très-âcres, tantôt, ce ſeront les vaiſſeaux de la matrice, qui seront très-irrités; alors elles éprouveront des cuissons & demangaisons dans ces organes; tantôt ce sera dans les autres organes foibles, que les irritations & les douleurs auront lieu. Les filles, de cette constitution, seront sujettes à diverses maladies très graves; elles auront besoin, pendant toute leur vie, de la vigilance, & des secours du Médecin.

10°. Presque toutes les maladies graves, soit les espèces de maladies composées aiguës (§. 44), soit les espèces de maladies composées chroniques (§. 45), soit les espèces de maladies composées de lésions chroniques, & de lésions aiguës (§. 46), &, à plus forte raison, les maladies compliquées, entraînent divers désordres dans les règles, soit qu'elles aient lieu aux approches de l'âge nubile, soit qu'elles aient lieu dans le cours de cet âge, soit qu'elles aient lieu à l'âge de quarante à quarante-cinq ans, selon que ces maladies sont produites par diverses causes, selon qu'elles exigent divers traitemens, & selon que les filles & les femmes sont de constitutions différentes.

Par exemple, 1°. les maladies décrites dans les vingt individus (Classe V^e^, Section II) qui ont été causées par des abus dans des filles de bas âge, qui paroiſſoient de la bonne conſtitution (§. 405), mais qui ont les vaiſſeaux de la matrice plus forts que ceux de leurs autres organes, affoibliſſent, de plus en plus, les viſcères foibles; elles y laiſſent souvent, un principe d'engorgement, qui va toujours en augmentant; elles donnent, ſouvent, lieu à des excrétions extraordinaires, qui deviennent habituelles, périodiques, ou erratiques, à la ſuite de ces maladies. En conſéquence de ce que ces maladies ont plus ou moins affoibli les organes & viſcères qui étoient déja plus foibles que les vaiſſeaux de la matrice; & en conſéquence de ce qu'elles ont donné lieu à des excrétions extraordinaires habituelles, plus ou moins abondantes, elles retardent ou rendent l'excrétion des règles, très-difficile; ou, elles l'empêchent totalement.

2°. Les maladies compoſées aiguës & chroniques, de la cinquième Claſſe, Section II, qui ſont cauſées par des ſucs épais & groſſiers qui ont lieu, aux approches de l'âge nubile, retardent, éloignent, & même empêchent les règles dans les jeunes filles qui ont les vaiſſeaux lymphatiques de la matrice, plus foibles que ceux des autres organes (§. 275); ces maladies causeront des règles trop abondantes, & même des pertes, dans les jeunes filles qui ont les vaisseaux de plusieurs viscères très-engorgés, & qui ont les vaisseaux sanguins de la matrice très-libres (§. 276). 3°. Les maladies qui exigent beaucoup de saignées, ou beaucoup de remèdes évacuans, ou une longue diete, sont suivies d'un état d'épuisement dans lequel, non-seulement, il n'y a pas des humeurs superflues, mais il n'y en a pas même assez pour la nutrition; par conséquent les règles seront supprimées pendant quelque temps, & elles ne s'établiront que lorsque la digestion sera en bon état, & qu'il se sera formé de nouvelles humeurs en plus grande quantité qu'il n'en faut pour la nutrition. 4°. Les maladies composées aiguës & chroniques, qui sont décrites dans les quatorze individus (V^e^. Classe, Section III), qui sont causées par des sucs âcres, & qui ont lieu dans le temps de l'âge nubile, excitent des règles trop abondantes, &, quelquefois, des pertes dans les jeunes filles qui ont les vaisseaux sanguins de la matrice beaucoup moins forts & moins élastiques, que ceux

ceux de leurs autres organes. Ces mêmes maladies sont souvent suivies de saignemens de nez, de crachemens de sang périodiques ou erratiques, de flux hémorroïdal, de douleurs violentes de tête, de douleurs de reins, de coliques vives, qui ont lieu de temps en temps; d'éruptions érysipélateuses, de phlegmons, de clous, qui se renouvellent fréquemment, de boutons à l'habitude du corps & au visage, qui subsistent constamment. Ces excrétions extraordinaires & ces éruptions à l'habitude du corps, qui détournent de la matrice les humeurs superflues & qui les déterminent sur les organes dont les vaisseaux sont affoiblis ou engorgés, existant dans les jeunes filles qui ont les vaisseaux de la matrice plus forts & plus élastiques que ceux de leurs autres organes, il n'y aura point de règles. Ces maladies de la Ve Classe, Section III, sont suivies de pareils désordres des règles dans les femmes au-dessous de quarante ans, qui sont de constitutions semblables à celles des jeunes filles ci-dessus.

Nous avons vu, dans les Paragraphes
précédens, qu'il y a beaucoup de désor- 462
dres à l'égard des règles, qui dépendent de ce que, dans des individus, les vais-

seaux de la matrice sont plus forts qu'ils ne doivent l'être ; & de ce que dans d'autres individus, les vaisseaux de la matrice sont plus foibles qu'ils ne doivent l'être. Il est à propos d'indiquer les signes qui annoncent trop de force, & ceux qui annoncent trop de foiblesse de cet organe.

Les signes qui annoncent que les vaisseaux de la matrice sont plus forts qu'ils ne doivent l'être, sont 1e les règles qui ne se manifestent pas dans les commencemens de l'âge nubile, quoique les individus soient très-près du terme de l'accroissement, & qu'ils aient tous les signes d'une abondance d'humeurs qui sont de bonne qualité.

2°. Des excrétions extraordinaires, telles que des saignemens de nez, qui ont lieu fréquemment, des diarrhées, des sueurs abondantes, générales ou particulières, ou d'autres excrétions extraordinaires, qui se manifestent à l'âge nubile, tandis que les règles ne viennent point, quoique les individus n'aient point commis d'abus, quoiqu'ils aient beaucoup d'humeurs, & quoiqu'on ne puisse attribuer ces excrétions extraordinaires à aucune autre cause, qu'au défaut de règles.

3°. Des pesanteurs de tête, des lourdeurs dans les membres, un ſentiment de laſſitude, de la gêne dans la reſpiration, des étouffemens, ſur-tout lorſqu'on a monté des eſcaliers, ou après qu'on a marché un peu plus long-temps, ou un peu plus vîte qu'à l'ordinaire, & un ſentiment de mal-aiſe, qu'on n'éprouve que depuis qu'on eſt dans l'âge nubile (§.451), & qu'on n'eſt pas réglé, ou qu'on l'eſt très-mal, & en très-petite quantité, quoiqu'on n'ait point commis d'abus des ſix choſes non-naturelles, & quoiqu'on n'ait été expoſé à aucune cauſe externe, & qu'on n'ait jamais eu les ſignes d'aucun virus.

4°. Des douleurs de reins, des douleurs dans le bas-ventre, des coliques vives, des gênes de la reſpiration, des douleurs de tête, des inſomnies, des agitations, des irritations, une ſoif très-fréquente, des douleurs vagues, & autres eſpèces de douleurs qui n'avoient pas lieu avant l'âge nubile, qu'on ne peut attribuer à aucun abus, ni à aucun virus, ni à aucune autre cauſe, qu'au défaut de règles qui n'ont pas lieu dans l'âge où l'accroiſſement paroît très-près de ſon terme, où il y a les ſignes d'une grande quantité d'humeurs, & les ſignes de vigueur & de force.

5°. Des boutons, des clous, des érysipeles, des phlegmons, des abcès, des tumeurs lympatiques, des œdèmes qui se manifestent à l'habitude du corps, à l'âge nubile, dans des jeunes filles qui, avant cette époque, paroissoient saines, & bien constituées, qui n'ont point commis d'abus, & en qui on ne voit d'autres causes de ces éruptions à l'habitude du corps, que le défaut de règles qui a lieu, quoique l'accroissement soit très-près de son terme, & quoique le pouls soit fort plein, & que par conséquent, il y ait des humeurs superflues.

6°. Des inflammations internes, des fièvres, des engorgemens de viscères & autres maladies graves qui se déclarent avec les signes des sucs épais, comme dans les vingt individus (Classe V^e^, Section II) ou qui se déclarent avec les signes des sucs âcres, comme dans les quatorze individus (Classe V^e^, Section III) à l'âge nubile, dans des jeunes filles qui paroissent bien constituées, qui ont suffisamment d'humeurs, & du superflu, & qui sont au terme de l'accroissement sans être réglées, qui n'ont point commis d'abus qui aient pu empêcher les règles, & qui aient pu donner lieu à ces maladies graves, & en qui on ne voit d'autre caufe de maladies, que le défaut de règles.

7°. Toute la vigueur & toute l'activité d'un homme, dans des filles qu'on nomme *virago*, qui ont de gros os, de gros mufcles, qui fe livrent à des travaux ou à des exercices dans lefquels elles emploient beaucoup de force, ou beaucoup d'agilité, d'où réfulte une tranfpiration très-abondante, & fréquemment, de grandes fueurs.

Cette force peu commune dans les filles, annonce que leurs vaiffeaux de la matrice font, ainfi que ceux de leurs autres organes, très-forts & très-élaftiques, & qu'ils font beaucoup plus forts & plus élaftiques que ceux de la tranfpiration & de la fueur; c'eft pour cette raifon que la plupart des virago n'ont que très-peu, ou point de règles.

8°. L'embonpoint, qui commence à fe déclarer aux approches du terme de l'accroiffement, & qui va toujours en augmentant dans les filles qui ne font pas réglées, & qui font d'une bonne conftitution, qui ne mangent pas plus qu'elles ne mangeoient, qui font les mêmes exercices, & qui fuivent le même genre de vie, qu'avant l'âge nubile, eft un figne que les vaiffeaux de la matrice sont très-élastiques, & très-forts, & que les humeurs superflues pour l'accroissement, & la nutrition, ne pouvant vaincre la résistance des vaisseaux de la matrice, elles sont obligées de refluer dans le tissu cellulaire, où elles se convertissent en graisse.

9°. Les règles, qui s'arrêtent & se suppriment pour des causes très-légères, sont encore un signe que les vaisseaux de la matrice sont très-forts, très-élastiques, & très-susceptibles de constriction, ou resserrement. On voit des filles & des femmes, qui étant très-près du temps où elles doivent avoir leurs règles; si elles sont exposées à un froid médiocre; si elles se lavent les mains dans de l'eau fraîche; si elles ont les pieds mouillés par la pluie pendant un instant; si elles prennent un verre de boisson à la glace, ou un verre de boisson rafraîchissante; si elles éprouvent quelques légères frayeurs d'un instant, ou quelqu'événement qui leur déplaît, ou les contrarie, leurs règles ne viennent point.

Si dans le temps que ces mêmes femmes & filles ont leurs règles, elles essuient l'un des légers accidens ci-dessus, leurs règles s'arrêtent tout-à-coup : suppression qui n'arriveroit pas, si les vaisseaux de la matrice n'étoient pas trop forts, & trop susceptibles de constriction & de resserrement.

Les signes qui annoncent que les 463
vaisseaux de la matrice sont plus foibles qu'ils ne doivent l'être, sont 1° des excrétions lymphatiques ou séreuses, qui ont lieu par le vagin, dès la tendre enfance.

2°. Les règles dont il se manifeste quelques périodes avant l'âge le plus ordinaire; avant que les seins aient éprouvé la moindre augmentation; avant que l'accroissement soit près de son terme.

3°. Les règles qui commencent dès l'âge de neuf, ou de dix à onze ans, dans des petites filles qui habitent un climat tempéré, qui sont très-délicates, très-maigres, qui ont tous les signes de la trop petite quantité d'humeurs (§. 406) & qui n'ont point commis d'abus.

4°. Des règles abondantes dont la durée est fort longue dans des individus qui n'ont point commis d'abus.

5°. Des pertes qui ont lieu, de temps en temps, sans qu'on en aperçoive aucune cause.

6°. Des fleurs blanches qui sont très-fréquentes, & presque continuelles, quoiqu'on ne se soit livré à aucun abus, quoiqu'on n'ait été exposé à aucune cause externe, & qu'il n'y ait aucun virus.

7°. Des excrétions rouges ou blanches, qui ont lieu par le vagin, à la suite des plus légers abus.

Il y a des filles & des femmes, qui, quoiqu'elles soient éloignées du temps des règles, éprouvent, par des causes très-foibles, une excrétion par le vagin en rouge, ou en blanc. Par exemple, les unes éprouvent ces excrétions, pour avoir fait un exercice un peu plus fort qu'à l'ordinaire, tel que la danse, quoiqu'elle n'ait pas été continuée pendant long-temps, & quoiqu'elle n'ait pas été très-vive : d'autres éprouvent ces excrétions, parce qu'elles ont eu un peu plus chaud qu'à l'ordinaire, ou parce qu'elles ont eu froid, ou parce qu'elles ont pris des glaces, ou parce qu'elles ont pris un peu de café, ou de vin pur, ou de liqueur, ou parce qu'elles ont mangé des mets un peu échauffans ; d'autres éprouvent ces excrétions, parce qu'elles ont eu une frayeur d'un instant, ou parce qu'elles ont essuyé un événement qui leur a causé de la surprise ou de la joie ; ou parce qu'elles ont essuyé une contradiction. Si ces femmes & filles ſont expoſées à ces cauſes légères dans le temps qu'elles ont leurs règles, elles éprouvent des règles très-abondantes, ou une perte. Toutes ces femmes & filles ont les vaiſſeaux de la matrice beaucoup plus foibles qu'ils ne doivent l'être (§. 460); & ſouvent, cette foibleſſe des vaiſſeaux de la matrice, a lieu dans des individus qui, à cela près, paroiſſent forts, & très-bien conſtitués, qui n'ont commis aucun abus, & qui n'ont eſſuyé aucun accident; dans ce cas, cette foibleſſe eſt naturelle (§. 404, art. 28).

Les mauvaiſes qualités, & les abus 464
des ſix choſes non-naturelles, produiſent divers déſordres dans les règles, relativement aux diverſes conſtitutions des individus.

L'air froid, en reſſerrant beaucoup les vaiſſeaux de l'habitude du corps, & augmentant leur ton, & diminuant beaucoup la tranſpiration inſenſible, détermine le cours des humeurs vers les organes qui ſont les plus foibles; &, en conſéquence, il cauſe l'augmentation des excrétions par le vagin dans les femmes & filles qui ont les vaiſſeaux de la matrice beaucoup plus foibles qu'ils ne doivent être (§. 463).

Lorsque les femmes de cette constitution, essuient du froid; soit, qu'à cette époque, elles viennent d'avoir leurs règles dans la quantité & durée ordinaire; soit qu'elles soient dans le milieu de l'intervalle de deux périodes de règles; soit qu'elles soient très-près du temps où leurs règles doivent avoir lieu; elles éprouvent une excrétion semblable à leurs règles ordinaires, & qui est plus ou moins abondanre, selon que le froid qu'elles ont essuyé, a été plus ou moins violent; & elles éprouvent une perte, si le froid a été excessif. Si les femmes, de cette constitution, sont exposées à un air très-froid, dans le temps qu'elles ont leurs règles, elles éprouvent une augmentation de la quantité & de la durée des règles, & même une perte d'autant plus considérable, que le froid a été plus aigu, & qu'il a duré plus long-temps. Ces augmentations de quantité & de durée des règles, & ces pertes, selon qu'elles sont plus ou moins considérables, causent diverses lésions de fonctions, à divers degrés, selon les diverses dispositions, & les diverses constitutions des individus. Par exemple, 1° ſi ces apparitions extraordinaires, & ces augmentations de règles n'ont pas lieu fréquemment, & ſi elles ne ſont pas conſidérables, & ſi les femmes & les filles, qui les éprouvent, ne ſont pas indiſpoſées par quelqu'autre cauſe qui a précédé l'action du froid, elles y remédieront facilement en ſe tenant chaudement dans le lit, ou ſur la chaiſe longue, & évitant toutes ſortes d'abus. Mais ſi ces apparitions extraordinaires de règles, ou ces augmentations de durée & de quantité des règles, ſont très-fréquentes & très-abondantes, elles cauſeront l'affoibliſſement des forces muſculaires, l'affoibliſſement des forces du cœur & des vaiſſeaux, l'affoibliſſement de la reſpiration; en conſéquence, le ſang ſera mal travaillé, les ſecrétions ſeront imparfaites, la digeſtion ſera léſée, parce que la ſalive & tous les ſucs digeſtifs ſeront en moindre quantité, & de mauvaiſe qualité. De ces léſions de fonctions principales, réſulteront diverſes maladies compoſées aiguës ou chroniques, en raiſon des diverſes conſtitutions.

2°. Si ces femmes, ou filles, qui ont été expoſées au froid, éprouvent des pertes utérines, l'affoiblissement des forces musculaires de la respiration, de la circulation, les lésions des secrétions & de la digestion, seront d'autant plus promptes & plus graves, que la perte sera plus violente, & que ces femmes ou filles auront moins d'humeurs (§. 406) ou qu'elles auront des humeurs de mauvaise qualité (§. 408, 409 & 410), ou qu'elles seront atteintes de quelque virus, ou qu'elles seront de la constitution très-vicieuse (§. 417, art. 4).

465 L'air froid produit des effets opposés aux précédens, dans les femmes qui ont les vaisseaux de la matrice plus forts & plus élastiques qu'ils ne doivent l'être (§. 462, & dans celles qui ont le sens universel extrêmement actif, (§. 404, art. 26), & dans les filles & femmes qui ont les vaisseaux très-susceptibles de contractions spasmodiques.

Si les femmes ou filles, de ces constitutions, sont exposées à un air très-froid pendant qu'elles ont leurs règles, cette excrétion diminue, s'arrête, ou même se supprime totalement, selon que le froid est plus ou moins violent. L'action du froid condense les liqueurs, reſſerre tous les vaiſſeaux, en augmente la force & le ton. Les femmes de ces conſtitutions qui s'expoſent habituellement au froid, même dans les intervalles des périodes des règles, ceſſent d'être réglées périodiquement; & dans pluſieurs, les règles ſe ſuppriment totalement.

Ces diminutions & ſuppreſſions de règles, ſelon qu'elles ont lieu, ou peu-à-peu, ou tout-à-coup, cauſent les léſions de diverſes fonctions, & à divers degrés, relativement aux diverſes diſpoſitions & aux diverſes conſtitutions des individus.

Si le froid n'a cauſé qu'une ſuſpenſion momentanée des règles, & ſi l'individu étant entré dans un appartement chaud, les règles ſe rétabliſſent dans leur quantité ordinaire, cette ſuſpenſion momentanée ne cauſera aucune indiſpoſition ſenſible; ſi les règles ayant été arrêtées totalement par le froid, & ſi l'individu étant auprès du feu, & dans un appartement chaud, les règles ne ſe rétabliſſent pas; le bain des jambes un peu chaud, ou le demi-bain tiéde, ou enfin la ſaignée du pied employée promptement, rétabliront ſouvent les règles, & cette ſuppreſſion qui aura duré peu de temps, n'aura pas de suite dans un individu, qui, avant cet accident, étoit en bonne santé. Mais si le froid a supprimé totalement & subitement une période des règles, si on n'emploie pas sur le champ les remèdes pour les rétablir, & si les remèdes employés n'ont aucun succès; les humeurs superflues, qui sont retenues dans les individus, qui ont les vaisseaux de la matrice plus forts qu'ils ne doivent être, causeront diverses lésions plus ou moins graves, selon les diverses dispositions des individus.

Par exemple, 1° si les individus en qui cette suppression a lieu, ont des organes secrétoires & excrétoires très-foibles, les humeurs seront déterminées dans ces organes, & il en résultera des excrétions beaucoup plus abondantes qu'à l'ordinaire; ainsi les femmes qui ont les glandes salivaires très-foibles, auront une très-grande quantité de salive qu'elles seront obligées de cracher ou d'avaler à tout moment; celles, qui ont les vaisseaux excrétoires de la trachée-artère, & des bronches, très-foibles, seront obligées d'expectorer très-fréquemment; celles, qui ont les glandes de la membrane pituitaire très-foibles, ſeront obligées de s'eſſuyer les narines, & de ſe moucher très-fréquemment; celles, qui ont les reins très-foibles, urineront fréquemment, & abondamment; celles, qui ont les glandes du vagin très-foibles, ſeront atteintes de fleurs blanches; celles qui ont les glandes des inteſtins foibles, auront des diarrhées; celles qui ont les pores de la peau très-ouverts, très-lâches, auront de grandes ſueurs, ou par tout le corps, ou en quelques parties du corps dans leſquelles les pores ſont plus ouverts, & plus lâches. Ces diverſes excrétions qui ſuccédent aux ſuppreſſions de règles, y ſuppléent en partie, & même complettement dans quelques femmes en qui ces excrétions deviennent périodiques, après des ſuppreſſions de règles, qui ont eu lieu par des accidens ou des abus; & en conſéquence, ces femmes jouiſſent d'une bonne ſanté, à la ſtérilité près, qui, ordinairement, a lieu dans les femmes qui ne ſont pas réglées.

Mais dans d'autres femmes, ces excrétions qui ſuccédent aux ſuppreſſions des règles, n'étant pas aſſez abondantes pour ſuppléer complettement aux ſuppreſſions des règles, elles ne ſont que retarder les graves lésions qui sont ordinairement la suite de ces suppressions qui ont subsisté pendant longtemps.

Ces excrétions extraordinaires, lorsqu'elles ne sont pas excessives, sont vraiment utiles aux femmes pléthoriques en qui les règles ne suffisent pas pour les délivrer du superflu des humeurs ; elles sont aussi très-utiles aux femmes dans l'âge critique, &, ordinairement, elles les garantissent des maladies qui se déclarent dans un grand nombre de femmes de cet âge. Nous verrons dans un plus grand détail dans cette Classe (Section des Excrétions extraordinaires) les avantages de ces excrétions.

2°. Les femmes qui ont les vaisseaux de la matrice plus forts, qu'ils ne doivent être, qui essuyent ces suppressions, & qui ont des vaisseaux lymphatiques très-foibles, éprouveront diverses lésions, suivant les diverses structures de leurs organes ; suivant les diverses qualités de leurs humeurs, & suivant leurs diverses dispositions ; ainsi les femmes, qui ont par tout le corps beaucoup de vaisseaux lymphatiques très-foibles, & qui ont les humeurs épaisses (§. 408) eſſuyeront des engorgemens dans les vaiſſeaux lymphatiques ; & ces engorgemens dans un grand nombre de vaiſſeaux lymphatiques, formeront un obſtacle à la circulation, d'où réſultera la fièvre (§. 253) qui ſera plus ou moins forte, ſelon qu'il y aura plus ou moins de vaiſſeaux lymphatiques engorgés, & ſelon que l'engorgement ſera plus ou moins fort.

Si ces femmes qui ont les humeurs épaiſſes, & qui éprouvent ces ſuppreſſions, n'ont des vaiſſeaux lymphatiques très-foibles que dans quelques organes, ou viſcères, il ſe formera dans ces organes ou viſcères foibles, des engorgements plus ou moins promptement. Si ces engorgements ſe forment lentement, il en réſultera, peu-à-peu, des obſtructions (§. 266).

Si, dans ces viſcères ou organes les vaiſſeaux lymphatiques très-foibles s'engorgent promptement, & violemment, & s'ils gênent & compriment beaucoup les vaiſſeaux ſanguins, il en réſultera les inflammations de l'eſpèce (depuis le §. 256, juſqu'au §. 261), qui eſt la première eſpèce (§. 284). Si dans ces femmes, ce ſont des vaiſſeaux lymphatiques du tiſſu cellulaire de l'habitude du corps, qui sont les plus foibles, il se formera à l'habitude du corps, des tumeurs lymphatiques de l'espèce (§. 266). Enfin les femmes qui ont les vaisseaux de la matrice plus élastiques, & plus forts qu'ils ne doivent être, & qui ont les humeurs épaisses, & qui éprouvent ces suppressions, essuyeront, eu égard à la diverse structure de leurs organes, quelqu'une des maladies composées de la cinquième Classe, Section II.

3°. Si les femmes qui éprouvent ces suppressions de règles, ont tous les vaisseaux lymphatiques forts, & les vaisseaux sanguins, par-tout le corps, foibles, si elles ont trop d'humeurs (§. 407); les humeurs retenues augmenteront la plénitude des vaisseaux sanguins; de-là s'ensuivront des sensations de chaleurs, de mal aise, de douleurs par-tout le corps, d'agitations, & la fièvre. Si la plénitude des vaisseaux sanguins est à un haut degré, il s'ensuivra, suivant la disposition des organes de l'individu, les engorgements & ruptures de vaisseaux sanguins (§. 273), ou l'espèce d'inflammation (§. 274), qui est la seconde espèce d'inflammation (§. 284).

Si ces femmes qui éprouvent ces ſuppreſſions, ſans avoir trop d'humeurs, en ont beaucoup ; ſi ces humeurs ſont âcres (§. 410), ſi ces femmes ont des organes dans leſquels les vaiſſeaux ſont foibles & minces, & ſi ce ſont, proportion gardée, les vaiſſeaux ſanguins qui ſont les plus foibles & les plus minces; où il s'enſuivra l'eſpèce d'inflammation (§§. 281, 282, 283) qui eſt la troiſième eſpèce d'inflammation (§. 284); ou il s'enſuivra des ruptures de vaiſſeaux ſanguins dans les organes foibles, & les effets qui en réſultent (§. 285). Si ce ſont les vaiſſeaux lymphatiques qui ſont minces & foibles; ou il s'enſuivra les accidens (§. 286), ou les ſuites d'engorgements & de dilatations des vaiſſeaux excrétoires (§. 287), ou les engorgements & obſtructions (§§. 288, 289 & 290).

Enfin, les femmes qui ont les vaiſſeaux de la matrice plus élaſtiques & plus forts qu'ils ne doivent l'être, & qui ont les humeurs âcres, & qui éprouvent des ſuppreſſions de règles, ſeront atteintes, eu égard à leurs diverſes diſpoſitions (§. 280) de quelqu'une des eſpèces de maladies compoſées de la cinquième Claſſe, Section III

Si les femmes qui éprouvent ces suppressions sont très pléthoriques, & si elles ont les humeurs épaisses (§. 408) elles essuieront, eu égard à leurs diverses dispositions (§. 247), quelqu'une des maladies composées de la cinquième Classe, Section II, & le plus communément, quelqu'une des maladies graves (§§. 273 & 274).

4°. Les suppressions de règles, dans les femmes qui ont les vaisseaux de la matrice plus forts, & plus élastiques qu'ils ne doivent l'être, & qui ont une surabondance de sérosités (§. 409), & quelques viscères, ou organes, dont les vaisseaux lymphatiques sont lâches & foibles, causent la chlorose, la bouffissure, l'enflure des jambes; ensuite quelqu'une des diverses maladies composées (§. 213), relativement aux diverses dispositions des individus.

5°. Si les femmes qui ont les vaisseaux de la matrice plus élastiques & plus forts qu'ils ne doivent être, qui sont d'une constitution délicate, & qui ont trop peu d'humeurs (§. 406), éprouvent ces suppressions par le froid ou par quelqu'autre cause, il est rare qu'elles soient incommodées, si elles n'ont pas les humeurs âcres, & si elles ne sont pas atteintes de quelque virus; au contraire, il arrive souvent qu'à la suite de ces suppressions, elles deviennent plus fortes, elles deviennent plus grasses; enfin leur constitution change tellement, que que quelques-unes deviennent pléthoriques.

6°. Parmi les femmes qui ont les vaisseaux de la matrice plus forts qu'ils ne doivent être, & qui éprouvent ces suppressions, les unes sont atteintes du virus goutteux, les autres du rhumatismal, & d'autres du dartreux. Les premières, à la suite de ces suppressions, essuient une attaque de goutte, ou l'une des maladies de la Ve Classe, Section III, à laquelle se joindra la métastase de l'humeur de goutte sur le viscère le plus foible. Les secondes auront de violentes attaques de rhumatisme, ou elles éprouveront quelqu'une des maladies de la Ve Classe, Section III, qui sera compliquée avec l'action du virus. Les troisièmes auront des éruptions dartreuses très-considérables, ou elles essuieront l'une des maladies de la Ve Classe, Section III, qui sera compliquée avec l'action du virus, sur les organes les plus foibles.

Si d'autres de ces femmes sont attaquées de la gale, ou elles auront beaucoup plus de demangeaisons, beaucoup plus d'agitations & d'insomnie ; ou bien l'une des maladies de la Ve Classe, Section II, si elles ont les humeurs épaisses (§. 408): ou l'une des maladies de la Ve Classe, Section III, si elles ont les humeurs âcres (§. 410). Si quelques-unes de ces femmes, qui éprouvent des suppressions, sont atteintes du virus scrophuleux; ou elles éprouveront des augmentations dans leurs tumeurs, & une plus grande suppuration dans leurs ulcères; ou elles éprouveront quelqu'une des maladies de la Ve Classe, Section II, qui sera plus violente, par la complication de ce virus. Si d'autres de ces femmes sont scorbutiques, elles éprouveront ou des hémorragies, ou des augmentations des enflures, des gonflemens, & des taches scorbutiques, ou quelqu'une des maladies de la Ve Classe, Section III.

Si quelques-unes de ces femmes ont la maladie vénérienne, la suppression des règles augmente les symptômes vénériens; ou elle causera quelqu'une des maladies de la Ve Classe, Section II. Si l'individu a les humeurs épaisses; ou quelqu'une des maladies de la Ve Classe,

Section III, ſi l'individu a les humeurs âcres.

Si la petite vérole, ou la rougeole ſurvient à des femmes qui ont éprouvé des ſuppreſſions de règles, ordinairement ces virus rétabliſſent les règles, & ſouvent ils cauſent des pertes.

7°. Si les femmes, qui éprouvent des ſuppreſſions de règles, ont quelques fonctions foibles, ce ſeront les fonctions foibles qui ſeront léſées les premières. Ainſi, les femmes qui ont les digeſtions foibles (§. 404, art. 19) éprouveront la diminution & même l'abolition de la faim, ou des indigeſtions, ou des vomiſſemens, ou la diarrhée, &c. Les femmes, qui ont la reſpiration foible (§. 404, art. 11 & 23), éprouveront de la toux, de la difficulté de reſpirer, le crachement de ſang, &c. Les femmes qui ont quelqu'organe excrétoire foible (§. 404, art. 21) auront une augmentation d'excrétions dans ces organes foibles. Les femmes qui ont le genre nerveux très-irritable, & le ſens univerſel d'une trop grande activité (§. 404, art. 26), éprouveront des agitations, des vapeurs, des mouvemens convulſifs, des convulſions, des ſyncopes, &c. Outre ces léſions des fonctions foibles, ces femmes essuieront quelqu'une des maladies composées auxquelles leur constitution incline.

8°. Si les femmes qui éprouvent des suppressions de règles, sont de la constitution vicieuse (§. 417), ce sera le vice dominant dans leur constitution, qui augmentera & entraînera des maladies très-graves qui sont, le plus souvent, funestes pour les individus de cette espèce.

Nous venons de dire art. 2, 3, 4, 6, 7 & 8, que les femmes de telle, & telle constitution, qui essuieront des suppressions de règles, seront atteintes de telle & telle maladie. Ces assertions ne se réaliseront que dans les cas où les femmes des constitutions désignées dans les six articles ci-dessus, n'auront pas quelqu'organe secrétoire & excrétoire très-foible (art. 1 de ce §); & dans les cas où les femmes n'auront pas une trop petite quantité d'humeurs (art. 5 de ce §). L'observation apprend que les femmes qui ont des organes excrétoires très-foibles, & qui sont sujettes à des excrétions extraordinaires abondantes, éprouvent, souvent, des suppressions de règles, sans en être incommodées; ce qui prouve que d'autres d'autres excrétions peuvent ſuppléer aux règles. L'obſervation apprend, que les femmes qui ont trop peu d'humeurs (§. 406) eſſuient, rarement, de grandes maladies qui ſoient cauſées par des ſuppreſſions de règles, à moins qu'elles n'aient les humeurs très-âcres, ou qu'elles ne ſoient atteintes de quelque virus; ce qui prouve que les règles ſont cauſées par le ſuperflu des humeurs.

L'air trop chaud, en cauſant une 466
trop grande raréfaction des humeurs, produit divers déſordres dans les règles, eu égard aux diverſes conſtitutions. Si les femmes, qui ont les vaiſſeaux de la matrice comme ils doivent être (§. 460), ſont expoſées à la trop grande chaleur, ſi elles n'ont pas les pores de la peau très-ouverts, ſi la tranſpiration & la ſueur n'ont pas lieu très-facilement en elles; ſi elles ont une ſuffiſante quantité d'humeurs, elles éprouveront de grandes augmentations de règles, & même des pertes, ſi elles ſont dans une période de règles; & elles éprouveront des règles extraordinaires, ſi elles ſont dans l'intervalle de deux périodes de règles. Si des femmes qui ſont expoſées à une très-grande chaleur pendant pluſieurs heures, ont les vaiſſeaux de la matrice

plus forts qu'ils ne doivent être, si la transpiration & la sueur ne sont pas faciles en elles, si elles n'ont point d'organes secrétoires & excrétoires foibles, la raréfaction des humeurs, causée par l'air trop chaud, dilatera, gonflera extrêmement tous les vaisseaux, il en résultera des engorgemens, des inflammations, des ruptures de vaisseaux, & autres effets qui n'auront pas lieu dans la matrice dont les vaisseaux sont trop forts, & il n'y aura point de règles.

467 Les excès d'alimens, & les alimens de mauvaise qualité, causent divers désordres des règles, relativement aux diverses constitutions des individus.

1°. Si les femmes qui prennent habituellement une très-grande quantité d'alimens, ont les organes de la digestion & les sucs digestifs bien conditionnés, elles digéreront assez bien; mais elles auront une trop grande quantité d'humeurs; en conséquence, si elles ont les vaisseaux de la matrice foibles & peu élastiques, comme ils doivent être (§. 460), elles auront des règles abondantes qui dureront long-temps, & elles deviendront sujettes à des pertes. Mais si ces femmes, qui mangent beaucoup, ont les organes de la digestion foibles, & les vaiſſeaux de la matrice très-forts, elles auront fréquemment des indigeſtions, des vomiſſemens & des diarrhées qui entraîneront le ſuperflu des humeurs, & par conſéquent, point de règles ; ou elles ſeront ſujettes aux diverſes eſpèces de fièvres humorales, ou elles ſeront atteintes de la pléthore & de ſes effets (§. 273).

Si ces femmes qui mangent à l'excès, ont les organes de la digeſtion forts, & les vaiſſeaux de la matrice-très-forts, & quelques organes foibles, le ſuperflu des humeurs ſe dépoſera ſur les organes foibles : ſi ces organes ſont ſecrétoires & excrétoires, il en réſultera des excrétions extraordinaires très-abondantes ; mais ſi ces organes ſecrétoires & excrétoires ne peuvent pas ſuffire à évacuer le ſuperflu des humeurs, ils s'engorgeront, s'obſtrueront, ou il y ſurviendra des inflammations, ou des ruptures de vaiſſeaux, &c. ; ou ces accidens auront lieu dans d'autres organes foibles qui ne ſont ni ſecrétoires, ni excrétoires.

2°. L'uſage habituel d'alimens indigeſtes cauſe des indigeſtions, des vomiſſemens, des diarrhées qui évacuent une grande quantité d'humeurs ; d'ailleurs ils fourniſſent peu de ſucs nourriſſans, par conséquent il n'y a point de superflu d'humeurs qui puisse donner lieu aux règles.

3°. L'usage habituel des alimens qui fournissent des sucs grossiers & visqueux, produit divers effets à l'égard des règles, relativement à la diversité de l'organisation des femmes. Si les femmes ont les organes de la digestion très-forts, & les vaisseaux lymphatiques de la matrice très foibles, ces vaisseaux lymphatiques de la matrice s'engorgeront, s'obstrueront; ils comprimeront les vaisseaux sanguins de la matrice, qui ne pourront donner passage au sang, d'où résultera la suppression des règles (§. 275). Si les femmes ont les organes de la digestion très-forts, les vaisseaux lymphatiques de la matrice très-forts, & les vaisseaux lymphatiques du foie, ou de la rate, ou du pancréas, ou ceux de quelqu'autre organe, peu élastiques & foibles, ces vaisseaux lymphatiques foibles s'engorgeront, s'obstrueront, ils comprimeront les vaisseaux sanguins qui feront dans leur voisinage, & le sang n'ayant pas son cours facile dans les viscères engorgés, obstrués, il refluera en grande quantité dans la matrice, dont les vaisseaux sanguins sont très-libres ; d'où réſulteront des règles très-abondantes, & des pertes (§. 276).

Si les femmes qui font un uſage habituel d'alimens dont les ſucs ſont épais & groſſiers, ont les organes de la digeſtion foibles, & les vaiſſeaux ſanguins & lymphatiques de la matrice très-forts, elles ſeront mal réglées, ou ne le ſeront point du tout ; & elles ſeront expoſées, ſoit par les ſucs groſſiers de leurs alimens, ſoit par le défaut de règles, aux diverſes eſpèces de maladies compoſées de la Ve Claſſe, Section II.

4°. Les alimens dont les ſucs ſont âcres, échauffans & irritans, tels que les poiſſons au court bouillon fort & piquant, les ragoûts aſſaiſonnés de jus de jambon, de canelle, poivre, girofle, moutarde, ail, truffes, champignons, &c. cauſent divers effets à l'égard des règles, en raiſon des diverſes conſtitutions. Si les femmes qui mènent une vie oiſeuſe, qui ne font preſque pas d'exercice, qui ſont indolentes & apathiques, qui ont les vaiſſeaux peu élaſtiques, & les humeurs épaiſſes, uſent rarement & modérément de ces mets de haut-goût, elles n'appercevront d'autres changemens dans leurs règles, qu'un peu d'augmentation de quantité, & de durée; mais si des femmes font leur principale nourriture de ces mets très-assaisonnés, leurs humeurs deviendront âcres, leurs vaisseaux seront continuellement irrités, les mouvemens intestins & progressifs du sang seront beaucoup augmentés; les règles, qui étoient en petite quantité, qui duroient peu, & dont les périodes étoient éloignées, deviendront d'abord plus abondantes, dureront plus long-temps, & les périodes se rapprocheront; ensuite succéderont des règles très-abondantes; enfin, de temps en temps, des pertes, & des fleurs blanches continuelles, qui seront très-âcres, & très-irritantes.

5°. Les femmes [illegible] qui mangent très-peu, ne peuvent pas avoir de superflu dans les humeurs; par conséquent, elles n'auront pas de règles, si elles n'ont pas les vaisseaux de la matrice beaucoup plus foibles qu'ils ne doivent être. Mais si elles ont les vaisseaux de la matrice plus foibles qu'ils ne doivent être, leurs humeurs n'étant pas adoucies, renouvellées & réparées continuellement par une suffisante quantité de chyle, elles deviendront, de plus en plus, âcres; la matrice qui est en elles, le viſcère le plus foible, ſera celui qui ſouffrira le plus de l'irritation de ces humeurs âcres; il y aura des écoulemens de ſang, des fleurs blanches de mauvaiſe qualité; il ſe formera des inflammations, des obſtructions, & des ulcères dans la matrice. Si les vaiſſeaux de la matrice ſont plus forts que ceux des autres organes, il n'y aura point de règles; il ſe formera des engorgemens, & des obſtructions dans les organes foibles, des inflammations, des ſuppurations, des ulcères, &c.

6° Si les femmes qui font leur principale nourriture de mets échauffans & irritans, ont les humeurs âcres (§. 410, ou ſi elles ſont atteintes de quelqu'un des virus erratiques (§. 411), la dégradation de leur ſanté fera des progrès très-rapides; elles eſſuieront, eu égard à la diverſe ſtructure de leurs organes, ou des pertes, ou des fleurs blanches, ou des ruptures de vaiſſeaux, ou des inflammations des plus violentes, ou des fièvres lentes, &c.

7°. L'uſage immodéré des alimens qui ont une très-grande quantité de très-bons ſucs, eſt nuiſible à tous les individus. Si les femmes qui mènent une vie ſédentaire, & les femmes pléthoriques qui se livrent à ces excès, ont les vaisseaux de la matrice plus foibles que ceux de leurs autres organes, elles auront des règles très-abondantes, des fleurs blanches, des pertes qui seront suivies des lésions (§. 464, art. 1 & 2). Si ces femmes ont les vaisseaux de la matrice plus forts que ceux de leurs autres viscères, elles ne seront pas réglées, & elles essuyeront, eu égard à leurs diverses dispositions, quelqu'une des maladies (§. 465, art. 3).

8°. L'usage habituel d'alimens qui ont très-peu de sucs, est nuisible à tous les individus, excepté aux pléthoriques. Les femmes qui ont trop peu d'humeurs (§. 406), qui ne se nourrissent que de mets qui ont très-peu de sucs, non-seulement augmentent leur disposition à être très-peu réglées, ou à ne l'être point du tout, & à être stériles; mais elles s'exposent aux maladies (§. 304).

9°. L'usage habituel des alimens très-aqueux & très-relâchans, tels que les légumes, & herbes potagères (§. 392) & les fruits (§. 393), est convenable à beaucoup d'individus; mais si des femmes, qui font un abus de cette espèce d'alimens, ont une surabondance de sérosités (§. 409); si elles ont les vaisseaux de la matrice, plus foibles qu'ils ne doivent l'être, elles éprouveront des augmentations de règles, & des pertes. Si elles ont les vaisseaux de la matrice plus forts que tous ceux de leurs autres organes, elles essuyeront des suppressions de règles, & elles seront atteintes de quelqu'une des maladies (§. 213).

Les abus des diverses boissons, pro- 468
duisent diverses lésions des règles dans les divers individus, en raison de leurs diverses constitutions.

1°. L'usage fréquent des liqueurs spiritueuses, même en petite quantité, les vins fumeux, les vins de liqueurs, seulement à l'entremêt, ou au dessert, le vin d'ordinaire journellement pur, sont de grands abus pour les femmes; ils causent la raréfaction des liqueurs, la dilatation des vaisseaux, l'augmentation du mouvement intestin & progressif du sang; & en conséquence, des règles trop abondantes, des fleurs blanches, & des pertes, même dans les femmes bien constituées qui ont les vaisseaux de la matrice comme ils doivent être (§. 460). Si les femmes qui commettent ces abus journaliers, ont les humeurs de bonne qualité ; peu-à-peu leur constitution changera, leurs humeurs deviendront âcres. Si ces femmes ont les vaisseaux de la matrice plus forts qu'ils ne doivent être, elles seront mal réglées, elles seront atteintes de maladies composées de la Ve Classe, Section III. Si elles sont atteintes de quelqu'un des virus erratiques (§. 411) elles auront des maladies compliquées ; si elles ont trop peu d'humeurs, si elles ont quelques fonctions foibles, tous ces vices de constitution augmenteront rapidement. Si elles ont trop d'humeurs, la pléthore fausse se joindra à la vraie, & elles seront atteintes des accidens les plus graves, & les plus subits (§. 273).

2°. L'usage habituel du café, du thé, du chocolat aromatisé de vanille, de canelle, de macis, de gingembre, &c., préparé à l'eau, introduisent dans le sang des molécules âcres qui irritent continuellement les vaisseaux ; ils augmentent le mouvement du sang, ils augmentent l'action & la réaction réciproques des solides & des fluides. Toutes les femmes qui se livrent à ces abus journaliers, éprouvent diverses lésions, eu égard à leurs diverses constitutions ; ainſi les femmes qui ont les vaiſſeaux ſanguins & lymphatiques de la matrice & du vagin comme ils doivent être, plus foibles que ceux de leurs autres organes, auront des règles très-abondantes, de très-longue durée, des fleurs blanches âcres, & enfin des pertes. Celles qui ont les vaiſſeaux de la matrice plus foibles qu'ils ne doivent être, éprouvent les pertes les plus violentes, qui auront les ſuites les plus fâcheuſes. Les femmes qui ont les vaiſſeaux de la matrice plus forts qu'ils ne doivent être, & quelques organes foibles, ſeront mal réglées, ou ne le ſeront point du tout ; & elles éprouveront dans leurs organes foibles, ou des engorgemens & des obſtructions, ou des inflammations, des ſuppurations, ou des ruptures de vaiſſeaux, des hémorragies, &c. ; elles ſeront atteintes, eu égard à leurs diverſes conſtitutions, ou de maladies aiguës, ou de fièvres lentes, ou d'apoplexie, ou de paralyſie, ou d'hydropiſie, ou de la paſſion hyſtérique, &c. Quelques femmes eſpèrent corriger l'âcreté du café, du thé, du chocolat, en y ajoutant du lait ou de la crême ; elles ſont dans l'erreur ; le lait & la crême ne font que diminuer ſur l'organe du goût, l'impression chaude, active, & stimulante de ces boissons; mais elles n'affoiblissent nullement l'acrimonie des molécules âcres qui, étant parvenues dans les voies de la circulation, y produisent les mêmes effets que si elles eussent été prises sans l'addition d'aucun adoucissant. Si ces femmes qui ajoutent le lait, ou la crême à ces boissons irritantes, ont les sucs digestifs très-peu propres à digérer le lait & la crême, ce qui est très-commun, elles seront atteintes des lésions de la digestion, dont il résultera, en même-temps, des sucs épais, grossiers & corrompus, & des sucs âcres; & en conséquence elles essuieront des maladies composées, dans lesquelles les causes des maladies de la Ve Classe, Section II, & les causes des maladies de la Ve Classe, Section III, seront réunies.

3°. Les glaces, la limonade, l'orangeade, les sirops aigrelets, & autres boissons rafraîchissantes, & à la glace, dont nous avons expliqué l'action (§. 395 & 401), causent aux femmes qui en abusent, divers désordres des règles, en raison de leurs diverses constitutions. Celles qui ont les vaisseaux de la matrice, plus foibles que leurs autres organes, auront des règles plus abondantes, & de plus longue durée, qu'elles ne les avoient avant ces abus. Celles qui ont les vaiſſeaux de la matrice plus foibles qu'ils ne doivent être, deviendront ſujettes aux fleurs blanches, & aux pertes. Les femmes qui ont les vaiſſeaux de la matrice plus forts qu'ils ne doivent être, & qui ont le ſens univerſel très-actif, qui ont les vaiſſeaux de la matrice très-ſuſceptibles de ſpaſme, & qui ont grande diſpoſition à la tranſpiration, ou aux ſueurs, ou qui ont quelqu'autre organe excrétoire très-foible, ſi elles ont leurs règles dans le jour qu'elles font uſage de ces boiſſons à la glace, elles éprouveront une très-grande diminution, ou même une ſuppreſſion totale pour cette période; ſi elles continuent ces abus pendant quelque temps, leurs règles ſe ſupprimeront totalement; elles éprouveront des excrétions très-abondantes dans leurs organes excrétoires les plus foibles, ou elles éprouveront quelqu'une des maladies compoſées, qui ſuccèdent aux ſuppreſſions cauſées par le froid (§. 465), & qui ſont différentes, relativement aux diverſes conſtitutions.

Si les femmes qui abuſent des boiſsons à la glace, ont les organes de la digestion foibles, & les sucs digestifs épais, la digestion sera lésée; il en résultera des sucs épais & grossiers, qui engorgeront, & obstrueront des viscères. Si les vaisseaux de la matrice sont beaucoup plus foibles que ceux des autres organes, ils seront les premiers engorgés & obstrués, d'où s'ensuivra la suppression des règles.

4°. L'eau qui est la boisson la plus saine, la plus convenable à tous les individus, peut, si on en fait excès, donner lieu au désordre des règles. Si les femmes qui font excès de cette boisson, ont les sucs digestifs surabondants en sérosités, & très-peu chargés de sel, l'insipidité de ces sucs augmentera de plus en plus; ils deviendront moins propres à dissoudre, & à atténuer les alimens (§. 224, art. 3), d'où résulteront diverses lésions de la digestion, suivant la disposition de l'individu. Dans quelques femmes, ces lésions de la digestion, causeront de grandes diarrhées qui entraîneront le superflu des humeurs; en conséquence il n'y aura point de règles. Dans d'autres femmes, ces lésions de la digestion, d'où résulteront des sucs grossiers & corrompus, cauſeront un engorgement dans un très-grand nombre de vaiſſeaux lymphatiques, ce qui donnera lieu à la fièvre, qui, ſouvent, cauſe la ſuppreſſion des règles. Dans d'autres femmes, l'engorgement des vaiſſeaux lymphatiques, n'aura lieu que dans quelque viſcère; ſi ce ſont les vaiſſeaux lymphatiques de la matrice qui s'obſtruent, il s'enſuivra l'eſpèce de ſuppreſſion de règles (§. 275). Si quelqu'autre viſcère s'obſtrue, les vaiſſeaux ſanguins de la matrice reſtant libres, l'eſpèce de perte (§. 276) aura lieu.

Si les femmes qui boivent une trop grande quantité d'eau, ont quelques organes excrétoires dont les vaiſſeaux ſoient beaucoup plus foibles que ceux de la matrice. Par exemple, ſi ce ſont les vaiſſeaux excrétoires de la tranſpiration, ou de la ſueur, ou de l'urine qui ſont foibles, la quantité d'eau relâchera & affoiblira, de plus en plus, ces organes foibles; il s'enſuivra des excrétions extraordinaires très-abondantes, qui ſouvent évacueront plus que le ſuperflu des humeurs, & par conſéquent, les règles ſeront ſupprimées. Si dans d'autres femmes, les vaiſſeaux ſanguins de la matrice ſont les plus foibles & les moins élastiques de tout le corps, les règles seront très-abondantes, mais elles seront pâles & séreuses, & les pertes auront lieu.

6°. Beaucoup de femmes ne boivent presque point. Si ces femmes adonnées à cet abus, ont les humeurs épaisses, il se formera des engorgemens & obstructions dans quelque viscère, qui causeront, ou la suppression des règles, ou des pertes, relativement aux dispositions ci-dessus. Si ces femmes, qui boivent trop peu, ont les humeurs âcres, l'acrimonie de leurs humeurs augmentera; & si les vaisseaux de la matrice sont foibles, les règles seront abondantes, il y aura des fleurs blanches & des pertes. Si les vaisseaux de la matrice sont plus forts qu'ils ne doivent être, il surviendra quelqu'une des maladies de la V_e Classe, Section III.

Les femmes qui boivent trop peu, ont ordinairement une surabondance de sérosités, ou elles ont les humeurs épaisses. Dans les premières, le défaut de boissons n'est pas nuisible (§. 209); dans le second cas, si elles sont réglées, le sang est visqueux, elles rendent fréquemment des caillots, & elles ne tardent pas à essuyer les maladies ci-dessus.

L'excès de repos & l'excès de fommeil, caufent diverfes défordres dans les règles, felon les diverfes conftitutions individuelles. 469

1°. L'excès de repos & de fommeil, dans les femmes qui ont les humeurs épaiffes, & qui ont les vaiffeaux de la matrice comme ils doivent être, diminuant le mouvement du fang, diminuant la tranfpiration infenfible, augmentant la maffe des humeurs & leur fuperflu, les règles feront abondantes, de longue durée, il y aura des fleurs blanches & des pertes.

2°. Les femmes qui ont les humeurs épaiffes, & les vaiffeaux lymphatiques de la matrice moins élaftiques qu'ils ne doivent être, effuient des engorgemens & obftructions dans ce vifcère, d'où réfulte la fuppreffion des règles.

3°. Les femmes qui ont les vaiffeaux de la matrice plus forts, qu'ils ne doivent être, & qui ont quelque vifcère, ou organe foible, éprouvent des léfions de fonctions de ces organes foibles, des engorgemens, des obftructions dans les organes foibles, & elles n'auront point d'excrétions par le vagin, à moins que le cours du fang, étant très-gêné & empêché dans les vaisseaux obstrués, il ne reflue en assez grande quantité & avec assez de force pour surmonter la résistance des vaisseaux de la matrice, pour les dilater, ou les rompre. Dans ce cas, il y aura des excrétions par le vagin, mais ce ne seront pas des règles qui auront des périodes, une durée, & une quantité régulière; ce seront des fleurs blanches, des pertes, & des hémorragies. Enfin l'excès du sommeil & du repos, exposent les femmes qui ont les humeurs épaisses, aux diverses maladies de la cinquième Classe, Section II, en raison des diverses structures de leurs viscères & organes.

4°. Si les femmes, qui font excès de repos & de sommeil, ont les humeurs âcres, & les vaisseaux de la matrice comme ils doivent être, le volume des humeurs étant augmenté, elles seront sujettes aux règles trop abondantes, aux fleurs blanches, & aux pertes. Si elles ont les vaisseaux de la matrice plus élastiques & plus forts qu'ils ne doivent l'être, le superflu des humeurs ne pouvant être évacué par les règles, elles seront atteintes de quelqu'une des maladies de la cinquième Classe, Section III.

L'excès de travail, d'exercice, de 470
veilles, caufe divers effets à l'égard des règles, en raifon des diverfes organifations individuelles.

1°. Si les femmes qui font adonnées à ces excès, font bien conftituées, fi elles ont les pores de la peau très-ouverts, fi la tranfpiration & la fueur ont lieu facilement, elles ne feront pas réglées, ou du moins elles ne feront pas réglées périodiquement ; la durée & la quantité des règles feront peu confidérables, & les périodes feront éloignées ; mais ces femmes bien conftituées, & très-fortes, ne feront point incommodées ni par la petite quantité, ni par le peu de durée, ni par l'éloignement des périodes des règles, ni, même, par leur fuppreffion totale, parce que les grands travaux, les grands exercices, & les veilles multipliées diffipent par la tranfpiration & les fueurs, tout le fuperflu des humeurs. C'eft par cette raifon que les payfannes vigoureufes qui, dans l'été, ne reftent que trois ou quatre heures au lit chaque nuit, qui travaillent tout le jour, foit à moiffonner, foit à battre le bled, ne font prefque point réglées, ou ne le font point du tout, & fe portent très-bien.

2°. Il est rare que les femmes qui font des excès de travaux, d'exercices, & de veilles, aient les humeurs épaisses; mais si elles n'ont d'autre défaut de constitution que les humeurs épaisses (§. 408) & les vaisseaux de la matrice un peu plus forts & plus élastiques qu'ils ne doivent être, les mouvemens intestin & progressif du sang, étant augmentés par les grands exercices; & le sang étant atténué & raréfié par ce grand mouvement, la résistance des vaisseaux de la matrice sera vaincue par l'effort du sang: c'est par cette raison, que les danses vives, & continuées pendant quelque temps, procurent souvent les règles à de jeunes filles.

3°. Ordinairement les femmes qui se livrent à ces excès, ont peu d'humeurs, ou elles ont les humeurs âcres.

Si elles ont très-peu d'humeurs, si elles ont les vaisseaux de la matrice comme ils doivent être (§. 460), elles n'auront point de règles, & n'en seront point incommodées (§. 465, art. 5), mais si elles ont les vaisseaux de la matrice moins élastiques & moins forts qu'ils ne doivent être, ces excès produiront la raréfaction du sang & la pléthore fausse qui causeront des règles:

& des règles dans les individus de cette eſpèce, ſeront très-nuiſibles, & peu-à-peu, elles cauſeront un épuiſement pareil à celui que cauſent les pertes dans des individus bien conſtitués.

Si les femmes qui ſe livrent à ces excès, ont les humeurs âcres; ſi elles tranſpirent peu; ſi elles ont les vaiſſeaux de la matrice comme ils doivent être, elles auront des règles trop abondantes, des fleurs blanches, & des pertes.

Si ces femmes ont les vaiſſeaux de la matrice plus forts que ceux de tous leurs autres organes, elles ne ſeront pas réglées, ou elles auront des excrétions extraordinaires, ou elles ſeront atteintes de quelqu'une des maladies de la cinquième Claſſe, Section III.

Les paſſions modérées & bien diri- 471
gées, ſont utiles, & au moral, & au phyſique: les paſſions modérées forment & poliſſent l'eſprit, & font éclore les génies ſupérieurs; elles produiſent le travail & l'activité qui font le bonheur des individus, & le bien de la ſociété.

L'amour de la vraie gloire produit la bonté & la bienfaiſance dans les Princes.

L'amour de la vraie gloire dans les

Généraux d'armées, conduit à la recherche des connoissances, des lumières, & aux vertus nécessaires pour commander, & gouverner les hommes; il fait affronter les plus grands dangers, il fait pardonner & soulager les vaincus, il fait les héros.

L'amour de la vraie gloire dans les Magistrats fait acquérir la connoissance des Loix, & produit la Justice.

L'amour de la vraie gloire anime les Savans qui font des recherches, & des découvertes précieuses pour la société; il fait veiller les Gens de Lettres qui peignent les vertus, & les font chérir; il fait travailler les Arts à inventer, & perfectionner tout ce qui peut être agréable, utile. L'amour honnête inspire les mœurs les plus douces; il cherche à plaire, & à être utile, il console des maux & des peines de la vie.

Les passions modérées & bien dirigées, tirent l'homme de la paresse qui lui est naturelle, qui rend l'esprit lourd, qui engourdit les sens, & qui ralentit & affoiblit le mouvement réciproque des fluides & des solides; elles font agir l'homme, d'esprit & de corps; elles fortifient l'action & la réaction réciproques des vaisseaux & des humeurs, qui entretiennent toutes les fonctions dans l'état ſain, & qui ſont la vie même.

Mais les paſſions mal dirigées & effrénées font le tourment des individus, & le fléau de la ſociété. Elles irritent les fibres, & les vaiſſeaux, agitent les humeurs, augmentent ou retardent les mouvemens inteſtin & progreſſif du ſang; elles bouleverſent l'harmonie que la nature a établie entre les ſolides & les fluides; elles ſont un des plus terribles ennemis de la ſanté, & de la vie.

Les paſſions douces & bien dirigées, ſont utiles à la ſanté des femmes, & ſur-tout à celles que le rang & l'opulence font vivre dans le repos, & la moleſſe. Ce genre de vie diminue & affoiblit l'élaſticité des fibres & des vaiſſeaux; il ralentit les mouvemens progreſſif & inteſtin des fluides; il épaiſſit, & altère les humeurs.

Les paſſions douces & bien dirigées, corrigent & empêchent les impreſſions que l'excès du repos & de la moleſſe feroit dans des femmes indolentes & apathiques; elles donnent de l'élaſticité aux fibres & aux vaiſſeaux; elles augmentent les mouvemens progreſſif & inteſtin des humeurs; elles fortifient le mouvement du cœur & des vaisseaux, elles facilitent les secrétions, les excrétions, & l'exercice de toutes les fonctions.

Les passions modérées facilitent les règles dans les femmes qui ont naturellement les humeurs épaisses (§. 108), & dans celles qui ont, naturellement, les humeurs surabondantes en sérosités ; elles préservent de pertes, & de suppressions, les femmes qui sont très-vives, & en qui l'âcreté des humeurs est naturelle (§. 410) ; celles, qui sont nées avec quelqu'un des virus erratiques (§. 411) ; celles, qui ont le genre nerveux très-irritable & très-susceptible de spasme, & qui ont trop d'activité dans le sens universel (§. 404, art. 26).

Mais les passions effrénées causent dans les règles toutes sortes de désordres, en raison des diverses constitutions des femmes, de leurs divers degrés de sensibilité, de la vivacité de leur imagination, & de leurs divers caractères.

1°. Plus les femmes sont sensibles, plus elles ont le genre nerveux irritable & susceptible de spasme, plus elles ont d'imagination, plus elles sont absolues

lues dans leurs volontés ; plus leurs paſſions ſeront violentes, & plus elles ſeront préjudiciables à leur ſanté.

Les femmes de ce caractère, qui ſont livrées à l'amour, à la jalouſie, à l'envie, à la haine, à l'ambition, à la cupidité des richeſſes, aux deſirs de vengeance, ſont occupées, jour & nuit, de l'objet de leur paſſion ; elles n'ont ni repos, ni ſommeil ; leur ſang eſt dans la plus grande agitation ; leur digeſtion eſt précipitée ; elles ont de fréquentes indigeſtions. Les femmes de ce caractère ont ordinairement les humeurs très-âcres ; ſi elles ont les vaiſſeaux de la matrice un peu plus foibles, & un peu moins élaſtiques, que les vaiſſeaux de leurs autres organes (§. 460), elles auront des règles très-abondantes, de très longue durée ; leurs périodes ſeront très rapprochées. Pour peu que les vaiſſeaux de la matrice ſoient moins élaſtiques & moins forts qu'ils ne doivent être, elles auront des fleurs blanches, en très-grande quantité, & qui ſeront très-âcres ; & elles auront des pertes violentes. Souvent, dans leurs accès de paſſions, & dans les intervalles des vraies périodes des règles, elles éprouveront des excrétions de sang par le vagin. Si quelques-unes de ces femmes, livrées aux passions les plus violentes, ont les vaisseaux de la matrice un peu plus forts qu'ils ne doivent être, & susceptibles de spasme, & de crispation, elles essuyeront, dans leurs accès de passion, des suppressions de règles, qui seront suivies de suffocations, de syncopes, de mouvemens convulsifs, de convulsions, ou d'apoplexie, ou de paralysie, ou de paroxysmes de passion hystérique, ou de ruptures de vaisseaux sanguins, ou de violentes inflammations, ou d'autres maladies des plus violentes de la Ve Classe, Section III.

2°. Si les femmes extrêmement sensibles, qui mènent une vie sédentaire, qui sont naturellement tristes, qui fuient l'amusement & la compagnie, essuient des craintes continuelles sur leur santé, & sur leur vie, ou quelques grands chagrins, causés par des pertes de parens, ou d'amis, ou de biens; elles sont inconsolables; elles passent les jours & les nuits dans l'abattement, dans les soupirs, les sanglots, & les larmes; le sommeil & l'appétit se perdent, elles maigrissent rapidement, les vaisseaux se relâchent,

& s'affoibliſſent, les ſecrétions languiſſent, les excrétions ſont épaiſſés, la digeſtion eſt très-léſée, il y a de fréquentes indigeſtions ; les réſultats de la digeſtion, ſont des ſucs épais, groſſiers & corrompus. Les femmes de ce caractère, ont, ordinairement, les humeurs épaiſſes, ou les humeurs ſurabondantes en ſéroſités. Si ces femmes ont les vaiſſeaux de la matrice plus foibles qu'ils ne doivent être, elles auront des fleurs blanches & des pertes ; ſi elles ont les vaiſſeaux de la matrice plus forts qu'ils ne doivent être, elles eſſuyeront, relativement à leurs diverſes diſpoſitions, ou des fièvres intermittentes, ou des fièvres putrides ou malignes, ou des inflammations (§. 274) ou l'eſpèce de paralyſie (§. 268), ou l'eſpèce d'apoplexie (§. 269), ou des vapeurs (§. 272), ou des obſtructions, de l'eſpèce (§. 266), ou quelqu'une des eſpèces d'hydropiſie (§. 266), ou quelqu'autre des maladies de la Ve Claſſe, Section II.

3°. Si les femmes, qui ſont livrées à ces paſſions immodérées, ſont de la conſtitution vicieuſe (§. 417, art. 4), les vices dominants de leur conſtitution ſeront augmentés très-gravement.

Toutes les léſions des excrétions ré- 472

crémentitielles & excrémentitielles, qui sont communes aux deux séxes (plus 496 & 497 produisent divers désordres dans les règles, selon la diverse nature de ces lésions. Toutes les excrétions extraordinaires, causent divers effets à l'égard des règles, selon que ces excrétions sont plus ou moins abondantes; selon qu'elles sont plus ou moins diminuées, ou supprimées totalement.

1°. Nous avons déja vu (§. 464) que lorsqu'une excrétion naturelle, par exemple, la transpiration insensible, est beaucoup diminuée, ou supprimée, d'autres excrétions augmentent; & que dans les femmes qui ont les vaisseaux de la matrice moins forts, & moins élastiques que ceux de leurs autres organes, ce sont les règles qui augmentent, & qu'il s'ensuit souvent des pertes. Nous avons vu (§. 461, art. 1) que lorsque quelqu'excrétion naturelle est très-considérablement augmentée, & que lorsque quelqu'excrétion extraordinaire est très-abondante, les règles retardent, diminuent, & se suppriment dans les femmes qui ont les vaisseaux de la matrice forts & élastiques.

2°. Nous venons de dire que lorsque les excrétions extraordinaires qui sont communes aux deux ſexes, ſont très-abondantes, les règles diminuent, ou ſe ſuppriment totalement : mais ſi ces excrétions extraordinaires, périodiques, ou erratiques, ou habituelles, diminuent ou ſe ſuppriment totalement dans les femmes qui ont les vaiſſeaux de la matrice foibles, ces femmes éprouveront des augmentations de règles, des fleurs blanches & des pertes. Mais ſi ces femmes ont les vaiſſeaux de la matrice, élaſtiques & forts, elles n'éprouveront aucune excrétion par le vagin ; mais elles ſeront en grand danger, ſi ces humeurs qui étoient évacuées périodiquement ou habituellement, & qui ſont retenues dans la circulation, ſe dépoſent ſur quelque viſcère. Nous expliquerons dans la Section V. les divers effets de ſuppreſſions d'évacuations extraordinaires.

473 Toutes les léſions conſtantes, & graves des fonctions principales, cauſent des déſordres dans les règles.

1°. Nous avons expliqué (§. 461, art. 1 & 9) les raiſons pour leſquelles les léſions de fonctions, qui ſont cauſées par la foibleſſe de leurs organes, produiſent la difficulté de l'éruption des règles, leur diminution & ſuppreſſion.

2°. Les lésions de la digestion produisent divers désordres dans les règles. Si le résultat de la digestion est un chyle épais & grossier, il cause, selon les diverses constitutions, ou la diminution, ou la suppression des règles (§. 275) ou des pertes (§. 276). Si le résultat de la digestion est un chyle âcre, il cause des fleurs blanches & des pertes. Si le résultat de la digestion est un chyle surabondant en sérosités, les règles seront de mauvaise qualité, il y aura des fleurs blanches séreuses.

Si les lésions de la digestion sont des vomissemens, des diarrhées, il n'y aura pas de superflu dans les humeurs; par conséquent point de règles.

3°. En réfléchissant sur tous les articles du (§. 385) on verra bientôt, que les lésions des secrétions, eu égard à leurs diverses causes, produisent, suivant les diverses dispositions des femmes, tantôt des diminutions, des retards & des suppressions de règles; & tantôt des fleurs blanches & des pertes.

4°. L'observation apprend, que lorsque la circulation du sang est très-lésée dans les fièvres violentes, toutes les secrétions sont très-lésées, & qu'il n'y a presque point d'excrétion, & que les règles n'ont pas lieu. Dans les fièvres médiocres, ſi les femmes ont les vaiſſeaux de la matrice foibles, elles auront des règles abondantes ou des pertes. Si elles ont les vaiſſeaux de la matrice forts & élaſtiques, les humeurs qui circulent avec célérité, s'accumuleront dans les organes dont les vaiſſeaux ſont moins forts que ceux de la matrice, & il n'y aura point de règles.

5°. L'obſervation apprend que, lorſque la nutrition ne ſe fait pas bien, par défaut d'humeurs, il n'y a point, de règles : l'obſervation apprend que, lorſque la nutrition eſt léſée par la mauvaiſe qualité des humeurs, ſi les vaiſſeaux de la matrice ſont foibles, il y a des règles abondantes, & des fleurs blanches, & des pertes ; mais que ſi les vaiſſeaux de la matrice ſont plus forts que ceux de quelqu'autre viſcère, les humeurs vicieuſes s'accumuleront dans le viſcère foible, & qu'il n'y aura point de règles.

6°. L'obſervation apprend que, lorſque le ſens univerſel eſt trop actif, les femmes qui ont les vaiſſeaux de la matrice très-foibles, éprouvent des règles très-abondantes, des fleurs blanches, des pertes ; & que, très-ſouvent, les règles avancent ; & que les femmes qui ont les vaisseaux de la matrice très-forts & susceptibles de resserrement, de crispations & de spasmes, éprouvent des retards de règles, & des suppressions.

7°. L'observation apprend que, lorsque l'action musculaire est lésée par des inflammations, ou par de vives douleurs, les règles avancent, elles augmentent; ou qu'il survient des pertes aux femmes qui ont les vaisseaux de la matrice très-foibles; & que les femmes qui ont les vaisseaux de la matrice très-élastiques, très-forts, & très-susceptibles de crispations, essuient dans ces cas, ou des retards, ou des suppressions de règles.

474 Les virus entraînent divers désordres des règles, en raison des diverses dispositions des individus.

1°. Nous avons déja vu (§. 461, art. 8) que les jeunes filles qui sont nées de parents atteints des virus erratiques (§. 411), éprouvent diverses lésions des règles, aux approches de l'âge nubile. Mais si ces virus erratiques ont développé leur action dans les filles & les femmes, les désordres dans les règles seront plus fréquens & plus graves. Les filles & les femmes qui sont atteintes, ſoit de la goutte, ſoit de rhumatiſme, éprouveront, ou pendant l'attaque de ces virus, ou dans l'intervalle des attaques, des règles plus abondantes, des fleurs blanches, & des pertes, ſi elles ont les vaiſſeaux de la matrice peu élaſtiques & foibles. Mais ſi ces femmes ont les vaiſſeaux de la matrice trop élaſtiques & trop forts, & ſi les vaiſſeaux des articulations, ou de quelques muſcles, ou de quelques viſcères, ſont foibles, elles éprouveront des ſuppreſſions de règles; & l'impreſſion de ces virus aura lieu, ſoit dans les articulations, ſoit dans les muſcles, ſoit dans les viſcères foibles.

Si les femmes ſon atteintes de dartres qui cauſent de grandes démangeaiſons, de grandes cuiſſons, de grandes agitations, & l'inſomnie, les règles ſe ſupprimeront dans les femmes, qui ont les vaiſſeaux de la matrice très-forts & très-élaſtiques; & les demangaiſons, les cuiſſons, & les éruptions à la peau augmenteront; ou il ſe fera une métaſtaſe ſur quelques viſcères foibles; & les femmes qui ont les vaiſſeaux de la matrice foibles & lâches, éprouveront des règles très abondantes, des fleurs blanches, des pertes, des douleurs, cuissons & demangeaisons dans la partie.

On verra (§. 112, 113 & 114) les effets qui résultent des répercussions, & des métastases de ces virus.

2°. La gale détermine les humeurs à la peau, soit par l'éruption, soit par les demangeaisons; & par cette raison, elle supprime souvent les règles, surtout dans les femmes qui ont les vaisseaux de la matrice un peu forts. La gale répercutée dans les femmes qui ont les vaisseaux de la matrice foibles & lâches, cause des fleurs blanches, des pertes, & quelquefois des inflammations, des abcès & des ulcères dans la matrice. La gale répercutée dans les femmes qui ont les vaisseaux de la matrice élastiques & forts, & quelques organes foibles, cause des inflammations, des abcès, des hémorragies, des engorgemens lymphatiques, des extravasations de férosités, &c. Par ces divers effets qui ont lieu, en raison des diverses structures des femmes, les humeurs superflues sont déposées dans les organes foibles; en conséquence les règles sont supprimées.

3°. Le virus scrophuleux cause des engorgemens, des glandes, des tumeurs, des abcès, des extravaſations de ſéroſités, & détermine le ſuperflu des humeurs, dans les organes & les viſcères affectés; d'où réſulte la ſuppreſſion des règles; ou ſi ce virus fait ſon impreſſion ſur la matrice, il s'enſuit des excrétions par le vagin, qui ſont de mauvaiſe qualité, qui ſont preſque continuelles, tantôt ſanieuſes, tantôt lymphatiques, & tantôt purulentes.

4°. Lorſque le virus vénérien a ſon ſiége dans le vagin, dans les grandes & petites lèvres, ou dans la proſtate, ou dans l'urètre, ou dans les glandes des aînes (c'eſt ſon ſiége le plus commun), il détermine les humeurs ſur ces parties & ſur la matrice; en conſéquence les règles ſont abondantes, mais elles ſont mélangées avec du pus, & ſouvent il y a des pertes; & ce n'eſt que lorſqu'il ſurvient de grandes inflammations, ou des engorgemens lymphatiques très-conſidérables dans ces parties, que la ſuppreſſion des règles a lieu. Mais ſi par des topiques, ou par des médicamens mal adminiſtrés, les ulcères de la partie, ont été cicatriſés trop promptement, & ſi les tumeurs ont été répercutées, le virus vénérien fait ſon impreſſion ſur d'autres organes les plus foibles, il y attire les humeurs, y cause des engorgemens, des inflammations, des suppurations, & donne lieu à la suppression des règles.

5°. Si les femmes atteintes du scorbut, ont les vaisseaux de la matrice & du vagin fort foibles, elles auront, continuellement, par le vagin, des excrétions de mauvaise qualité; tantôt ce seront des fleurs blanches séreuses, sanieuses, tantôt du sang noirâtre & fétide, tantôt des pertes abondantes, tantôt des hémorragies utérines. Si ces femmes ont des viscères ou des organes, dont les vaisseaux soient plus foibles que ceux de la matrice; ce sera dans ces organes foibles, que les engorgemens, le déchirement des vaisseaux lymphatiques & des vaisseaux sanguins, les taches livides, les enflures, les extravasations, les hémorragies auront lieu; & les règles seront supprimées.

6°. Le virus cancéreux ne se manifeste, ordinairement, dans les femmes, qu'aux approches de l'âge auquel les règles cessent; il a, le plus communément, son siége dans les seins ou dans la matrice; lorsqu'il a son siége dans la matrice, il y a, continuellement, par le vagin, une excrétion extrémement fétide & ſanieuſe ; de temps en temps, des hémorragies ; & ces écoulemens ne finiſſent qu'avec la vie. Si le cancer a ſon ſiége dans les ſeins, ou au viſage, ou dans d'autres parties, l'écoulement ſanieux, les douleurs aiguës & fréquentes qui l'accompagnent, diſſipent non-ſeulement les humeurs ſuperflues, & entraînent la ſuppreſſion des règles, mais elles cauſent l'épuiſement, la fièvre lente & le maraſme.

7°. La petite vérole, & la rougeole, cauſent une raréfaction & une agitation dans le ſang, qui déterminent les règles dans les femmes & dans les filles qui ſont bien conſtituées, & qui ont les vaiſſeaux de la matrice un peu plus foibles & moins élaſtiques que ceux de leurs autres organes (§. 460). Ces virus, par cette raiſon, cauſent ſouvent l'avortement. Il eſt très-rare que la rougeole & la petite vérole ſe paſſent dans des femmes bien conſtituées, ſans que les règles n'aient lieu avant leurs périodes ordinaires, & ſans que leur durée & leur quantité ne ſoient augmentées. Ces augmentations de durée & de quantité, lorſqu'elles ne ſont pas extrêmes, ne ſont pas préjudiciables aux femmes & aux filles bien conſtituées.

Lorsque la petite vérole & la rougeole ont lieu dans des femmes & filles dont les vaisseaux de la matrice sont beaucoup plus foibles qu'ils ne doivent être (§. 463), ces virus causent des règles extrêmement abondantes, ou des pertes qui sont toujours dangereuses, & souvent funestes. Si la rougeole, ou la petite vérole survient à des femmes, qui ont les vaisseaux de la matrice plus élastiques, & plus forts qu'ils ne doivent être (§. 462), & si, en même temps, elles ont quelques viscères foibles, la raréfaction du sang, causée par l'un de ces virus, ne pouvant surmonter la résistance des vaisseaux de la matrice, l'effort de la raréfaction se fera dans les viscères foibles dont les vaisseaux seront engorgés & enflammés gravement; ou les vaisseaux seront déchirés, & il y aura hémorragie, ou extravasation, & épanchement dans les cavités.

Ces deux virus ayant exercé toute leur action, dans l'espace d'une, deux ou trois semaines au plus; ordinairement; après ces maladies, les règles reprennent leur même cours qu'elles avoient auparavant, à moins qu'il ne se soit fait quelqu'engorgement ou dépôt, qui ait affoibli, ou vicié quelques viſcères ou organes : ſi c'eſt la matrice, qui a été affoiblie, il s'en ſuivra des fleurs blanches, ou des pertes, ou des obſtructions, ou ulcérations de ce viſcère. Si les engorgemens ont eu lieu dans d'autres organes, l'affoibliſſement & les vices de ces organes entraîneront la ſuppreſſion des règles.

Les cauſes externes produiſent divers 475
déſordres dans les règles, en raiſon des diverſes conſtitutions, & des diverſes diſpoſitions.

Les cauſes externes auxquelles les femmes ſont le plus communément expoſées, ſont la pluie, la neige, l'immerſion dans l'eau froide, les odeurs, les objets de frayeur, de terreur & d'indignation; les corps qui produiſent des bleſſures, des plaies, des luxations & des fractures; les poiſons, les morſures d'animaux venimeux, & les exhalaiſons méphitiques.

L'immerſion dans l'eau froide, les pluies froides, & la neige, eu égard aux diverſes conſtitutions, & aux diverſes diſpoſitions des femmes, produiſent des déſordres pareils à ceux qui ſont cauſés par l'air froid (§. 465). Quelques femmes ſont ſi ſuſceptibles de l'impreſſion de l'eau froide, qu'il ſuffit qu'elles ſe lavent les mains, ou les pieds dans l'eau froide, ou qu'elles aient les pieds mouillés pendant très-peu de temps, par une pluie froide, à l'approche, ou pendant le temps des règles, pour qu'elles éprouvent, selon leur disposition, ou des pertes, ou des suppressions (§. 462 & 463).

Il y a peu de femmes à qui les odeurs désagréables, & même les plus puantes, causent du dérangement dans les règles; mais beaucoup de femmes, & sur-tout, celles en qui le sens universel est de la plus grande activité, en qui le genre nerveux est très-irritable, en qui les vaisseaux de quelqu'organe, sont très-susceptibles de resserrement & de crispation, éprouvent des sensations très-vives, par des odeurs les plus suaves, telles que celle de l'ambre gris, du musc, des roses, des violettes & autres fleurs, & autres corps, dont le parfum est très-agréable; & l'impression de ces odeurs, cause divers désordres dans les règles, suivant les diverses dispositions des individus.

Les femmes qui ont les vaisseaux de la matrice très-lâches & très-foibles, & qui ont les vaisseaux de tous leurs autres organes, élastiques & forts; qui ont le genre nerveux très-irritable, &

difpofé au fpafme, éprouvent, par l'impreffion de ces odeurs fuaves, des augmentations de règles & des pertes. Au contraire, ces odeurs fuaves & très-pénétrantes, caufent la fuppreffion des règles dans les femmes qui ont les vaiffeaux de la matrice élaftiques & forts, & très-fufceptibles de crifpation, & qui ont quelques autres organes dont les vaiffeaux font lâches, foibles & très-fufceptibles d'engorgement, ou des vaiffeaux très-minces, & très-fufceptibles de rupture.

De ces pertes & de ces fuppreffions de règles, caufées par des odeurs fuaves & très-pénétrantes, il réfulte des accidens pareils à ceux qui font décrits (depuis le §. 465, jufqu'au §. 472), & ces accidens font différens dans les divers individus, en raifon des diverfes difpofitions, & des diverfes conftitutions.

Les objets qui caufent de grandes frayeurs, des terreurs paniques, ou fondées; de grandes contradictions, produifent divers défordres dans les règles, felon les divers dégrés de fenfibilité, & les diverfes conftitutions des individus. Plus les femmes ont d'imagination, plus elles font fenfibles; plus les objets de terreur, dans le temps des règles, leur font des impressions violentes qui entraînent, selon les diverses constitutions, des désordres pareils à ceux qui sont causés par les passions immodérées (§. 471). Les chûtes, les coups qui causent de vives douleurs, des plaies, des hémorragies, des contusions, des tumeurs, des inflammations, des luxations & des fractures, produisent divers désordres des règles.

Les vives douleurs, causées par des chûtes ou par des coups, en causant l'agitation & la raréfaction des humeurs, produisent, dans les diverses constitutions, des désordres divers dans les règles, par le même mécanisme que ceux qui sont causés par l'air trop chaud (§. 466), par les excès d'alimens âcres (§. 467, art. 4.), par les excès de boissons spiritueuses & de boissons irritantes, (§ 468, art. 1 & 2) par les excès de travail, & de veilles, (§. 469), & par les passions effrénées (§. 471).

Les plaies, les tumeurs, & les inflammations causées par des chûtes & des coups, en attirant les humeurs sur la partie blessée, produisent divers désordres de règles, par un mécanisme pareil à ceux qui sont causés par des organes foibles (§. 461 art. 1).

Lorsque les hémorragies, causées par des chûtes & des coups, sont très-abondantes, elles produisent, ordinairement, la suppression des règles, de quelque constitution que soient les femmes.

Les luxations & les fractures, soit par les douleurs, soit par l'enflure, l'engorgement & l'inflammation du membre luxé ou fracturé, produisent divers désordres dans les règles, dans les diverses constitutions, par les raison ci-dessus.

Les morsures des animaux venimeux, les poisons, & les exhalaisons méphitiques & pestilentielles, produisent de très-grands désordres dans les règles, dans toutes les constitutions; mais heureusement, ces causes externes sont celles qui affectent le plus rarement les femmes.

Les moyens de remédier aux désordres produits par les causes externes, sont ceux que nous avons indiqués (§. 26), & dont nous traiterons dans la XXII. Classe.

Les trois sources de remèdes, savoir 476
la Diététique, la Chirurgie & la Phar-

macie, que la Thérapeutique (§. 133) emploie pour combattre des maladies indépendantes de l'excrétion des règles, produisent souvent ou la diminution, ou la suppression des règles, ou leur augmentation, ou des pertes.

Les Médecins prévoient que la diète ténue diminue le volume des humeurs, & qu'elle en épuisera le superflu, & que, par conséquent, les règles seront diminuées ou supprimées.

Les Médecins prévoient que parmi les médicamens de la Pharmacie, les uns, tels que les purgatifs, diminueront le volume des humeurs, & qu'en conséquence, ils diminueront ou supprimeront les règles; & que d'autres médicamens, tels que les cordiaux, les sudorifiques & les diurétiques, causeront souvent des règles très-abondantes, & même des pertes.

Les Médecins prévoient que les opérations de la Chirurgie, & sur-tout les saignées, diminueront la quantité du sang, & qu'elles diminueront ou supprimeront les règles.

Les Médecins savent que la saignée du bras, aux approches du temps des règles, soit parce qu'elle diminue la quantité du sang, soit parce qu'elle détermine une plus grande quantité de ſang vers la poitrine & la tête, peut empêcher l'excrétion des règles.

Les Médecins ſavent que la ſaignée du pied, en déterminant une plus grande quantité de ſang dans le bas-ventre, peut cauſer des règles plus abondantes, & même des pertes.

Les déſordres des règles qui peuvent être cauſés par les remèdes, étant prévus, les Médecins prudents & éclairés examinent, avec la plus grande attention, les indications & contre-indications qui exiſtent dans les maladies des femmes. Ils examinent ſi telle cauſe de maladie, qui exige tel remède qui peut ſupprimer les règles, eſt plus dangereuſe que la ſuppreſſion des règles. Ils examinent, avec la plus grande attention, ſi telle cauſe de maladie qui exige tel remède qui peut cauſer une perte, eſt plus dangereuſe que la perte. Lorſque les Médecins ont reconnu que les cauſes de la maladie ſont plus dangereuſes que les ſuppreſſions de règles & les pertes, ils n'héſitent pas à ordonner le remède que la cauſe de la maladie exige. Par exemple, une femme eſt atteinte d'une fièvre putride (§. 322). Le premier jour de cette maladie, elle a ſes règles, & elles sont très-abondantes; le Médecin est instruit par ses propres observations, & par celles de ses prédécesseurs & contemporains, que la cause de cette espèce de fièvre putride est très-grave, & qu'elle deviendra funeste, si on ne la combat avec les remèdes les plus énergiques. Dès le commencement de son action, il voit que l'émétique est très-fortement indiqué par cette cause. Il sait que dans ces maladies, les règles très-abondantes sont souvent causées par l'engorgement de quelques viscères, qui fait refluer le sang vers la matrice; il sait que les évacuations qui seront produites par l'émétique, diminueront l'engorgement des viscères, & par conséquent, commenceront à diminuer la cause des règles trop abondantes; le Médecin sait aussi que les secousses qui seront causées par l'émétique, & que les contractions du diaphragme & des muscles du bas-ventre, qui comprimeront tout le bas-ventre, détermineront avec effort les humeurs dans les vaisseaux de la matrice qui seront de plus en plus dilatés par la violence de l'affluence des humeurs, & qu'il peut en résulter une perte. Le

Médecin fait que l'émétique eft contre-indiqué par des règles très-abondantes, & qu'il peut caufer une perte; mais il voit que la caufe de la fièvre putride va produire un engorgement très-grave dans le cerveau, dans la poitrine, ou dans le bas-ventre; il voit que ces engorgemens menacent d'un danger beaucoup plus imminent que la perte qui peut être caufée par l'émétique; il ordonne ce remède après y avoir préparé la malade, de la manière prefcrite (§. 322).

Le Médecin eft appelé pour une femme atteinte de l'inflammation au bas-ventre (§. 355, art. 6); cette efpèce d'inflammation eft produite par les caufes (§. 281 & 282. Cette femme eft à l'époque des règles, elles commencent à fe déclarer. Le Médecin voit que la caufe de cette efpèce d'inflammation eft des plus dangereufes; il fait que cette caufe exige que la faignée du bras foit faite au plutôt, & qu'elle foit réïtérée toutes les quatre ou cinq heures. Le Médecin n'ignore pas que les faignées du bras peuvent fupprimer les règles; mais il voit que la fuppreffion des règles, caufée par des faignées réïtérées, ne menace pas d'un danger auffi imminent que la cause de l'inflammation; il ordonne la saignée du bras, & la fait réitérer aussi promptement & aussi souvent que la cause de l'inflammation l'exige (§. 355). Une femme est atteinte d'une fièvre continue, causée par des sucs épais, grossiers & corrompus; le Médecin sait que pour remédier à cette cause, la diète ténue, doit être continuée pendant long-temps, & que les purgatifs doivent être réitérés jusqu'à ce que les mauvais sucs soient totalement évacués, & jusqu'à ce que la fièvre soit cessée; ce qui, souvent, exige beaucoup de temps. Le Médecin prévoit que la diète ténue & les purgatifs, supprimeront la période des règles qui doit avoir lieu dans le cours de cette maladie; il prévoit que plusieurs périodes suivantes seront aussi supprimées. Le Médecin sait que si on ne se hâtoit de remédier à cette cause, par la diète ténue & les purgatifs, cette fièvre continue deviendroit une espèce de fièvre putride violente (§. 322): il sait que la suppression de plusieurs périodes de règles, qui peut-être causée par la diète ténue & les purgatifs, ne sauroit être aussi dangereuse que la cause de cette fièvre continue, il ordonne la diète

diète & les purgatifs. Enfin dans toutes les maladies des femmes, ſoit qu'elles aient deux cauſes (§. 59, art. 5, & §. 239, art. 3), ſoit qu'elles n'aient qu'une cauſe (§. 239, art. 4), les Médecins expérimentés ſavent par l'obſervation, que les déſordres des règles, qui ne ſont cauſés que par des remèdes fortement indiqués, ne ſont jamais dangereux; parce qu'ils ſurveillent attentivement les malades, & qu'ils ſont à même d'arrêter les pertes & de rétablir les règles, lorſque ces déſordres ne ſont cauſés que par des remèdes fortement indiqués.

Mais la diète ténue, les médicamens de la pharmacie & la ſaignée, cauſent fréquemment de grands déſordres dans les règles, & les ſuites les plus funeſtes, lorſque ces remèdes ſont employés par des médicaſtres & des gens qui n'ont qu'une routine, qui ne ſont pas capables de connoître les diverſes conſtitutions & les diverſes diſpoſitions des femmes; qui ne ſont pas capables de connoître les cauſes des maladies, & qui ne ſont pas capables de juger quels ſont les remèdes indiqués, & quels ſont ceux qui ſont contre-indiqués. Ces ignorans, dans le plus grand nombre des cas, commettent les plus grands abus des remèdes. Par exemple, 1°. une femme ou fille nubile a un très-grand mal de tête, elle n'est pas éloignée du temps des règles, ses règles viennent ordinairement difficilement, parce qu'elle a les vaisseaux de la matrice forts & élastiques; elle digère, habituellement mal, & les résultats de ses digestions sont ordinairement des sucs épais & grossiers; sa langue est fort chargée; elle se plaint d'avoir la bouche très-mauvaise, elle ressent de la lassitude, son pouls n'est ni dur ni plein, mais il est fréquent, il y a de la fièvre; la malade est altérée, elle est agitée, elle ne dort presque point. L'empirique ne connoît rien à tous ces symptômes, il n'en prévoit aucune des suites; il voit seulement que la malade se plaint d'un très-grand mal de tête; il a vu, quelquefois, que la saignée du bras dissipoit un grand mal de tête; sur le champ, il emploie la saignée du bras; mais la saignée du bras étoit contre-indiquée, & par la constitution de la malade, & par la cause du mal de tête & de la fièvre, qui est une quantité de sucs épais & grossiers, résultans de mauvaises digestions. Les règles n'auront pas lieu; l'humeur des règles retenue, engorgera les vaiſſeaux les plus foibles du corps qui ſont, dans la malade, les vaiſſeaux de la tête. A la ſuite de la ſaignée, les ſucs épais & groſſiers paſſeront, en plus grande quantité, dans le ſang; la fièvre augmentera, la douleur de tête deviendra violente; cette maladie, peu conſidérable dans ſon principe, devient, par l'impéritie de l'empirique, très-grave; elle a deux cauſes, la ſuppreſſion des règles, produite par un remède contre-indiqué, & les ſucs épais & groſſiers qui cauſent la fièvre & le mal de tête. 2°, Un autre empirique voit une femme qui a les humeurs très-âcres, le genre nerveux très-irritable, qui a les vaiſſeaux de la matrice élaſtiques & ſuſceptibles de criſpation; elle a le pouls gros, plein & dur; cette femme eſt très-près du temps des règles; elle a, depuis quelque temps, un dégoût extrême pour toutes ſortes d'alimens, elle a la bouche amère, elle a des douleurs dans le bas-ventre & des coliques, elle a des ſelles bilieuſes & âcres: l'empirique qui ne connoît pas la conſtitution de cette femme, ignore que c'eſt la difficulté des règles produite par des vaiſſeaux de la matrice, trop élaſtiques & trop forts, qui cauſe la dureté & la plénitude du pouls, le dégoût, les douleurs dans le bas-ventre, les coliques & les selles bilieuses; il ne voit autre chose, si non que la malade se plaint de dégoût, de douleurs dans le ventre, de coliques & d'une diarrhée bilieuse; il a guéri, quelquefois, un dégoût, des douleurs dans le bas-ventre, & une diarrhée bilieuse, par le moyen de ses pilules; il fait prendre à la malade ses pilules, qui sont composées de jalap, d'aloës & d'autres purgatifs irritans: mais ces purgatifs sont contre-indiqués par la plénitude & dureté du pouls, par l'âcreté des humeurs, par l'irritabilité des entrailles de la malade, par les vaisseaux de la matrice trop élastiques & trop forts, & par leur disposition à la crispation & au resserrement, & par l'approche du temps des règles. Les intestins seront violemment irrités par l'action du purgatif, les douleurs deviendront très-vives, les vaisseaux de la matrice qui sont élastiques & forts & susceptibles de crispations, se resserreront; les règles ne viendront pas, le sang & les humeurs qui sont en très-grande quantité, se raréfieront par l'irritation & la douleur, la plénitude des vaisseaux augmentera, au point qu'ils seront engorgés ; il s'en fuivra une forte inflammation dans le bas-ventre, qui fera bientôt fuivie de la gangrène.

3°. Une femme ou fille eft délicate & frêle, elle a trop peu d'humeurs (§. 406) elle eft fujette à des maux de tête & à une petite toux sèche, elle mange très-peu, elle n'a presque pas d'appétit, elle dort très-peu, elle a fouvent la bouche sèche & quelquefois chaude & âcre, elle a le pouls petit & foible, elle a vingt à vingt-cinq ans, elle n'a jamais été réglée. Un empirique imagine que c'eft le défaut de règles qui caufe cet état valétudinaire; dans la vue de provoquer les règles, il ordonne des pilules emménagogues compofées de fafran oriental, de fafran de mars, de macis, de canelle, d'aloës, de fel ammoniac, par le moyen defquelles il a procuré quelquefois les règles. Il fait prendre ces pilules, pendant plufieurs jours confécutifs, à des dofes fortes; mais ces emménagogues échauffans, âcres & irritans font contre-indiqués, non feulement, parce qu'il n'y a point de fuperflu des humeurs; mais parce qu'il y a trop peu d'humeurs; ils font contre indiqués parce que cette femme a les vaiffeaux minces, fur-tout dans le poumon;

les règles ne viendront pas : mais les vaisseaux du poumon qui sont foibles & minces, seront fatigués par l'agitation & la raréfaction du sang, qui sont produites par des emménagogues très-actifs ; quelques-uns de ces vaisseaux se rompront ; il en résultera une augmentation de toux avec crachement de sang, qui seront suivis d'une pulmonie qui sera causée par l'action des emménagogues.

4°. Une femme a les vaisseaux de la matrice foibles & peu élastiques ; elle est sujette à des règles abondantes ; elle a souvent eu des pertes ; elle avoit ses règles ; elle vient d'essuyer une grande frayeur, ou une contradiction qui l'a vivement offensée ; ses règles se sont arrêtées tout-à-coup, elle s'est évanouie ; mais revenue de son évanouissement, son pouls est souple, petit & sans fréquence ; elle se plaint d'un malaise général, mais elle n'a aucune fonction qui soit notablement lésée, excepté les règles qui sont arrêtées. Un empirique qui a oui dire que les suppressions de règles sont très-dangereuses, emploie, sur le champ, la saignée du pied qui lui a réussi quelquefois pour rappeler les règles. Mais la saignée du pied n'étoit point indiquée, puifqu'il n'y avoit aucune fonction qui fût notablement léfée; elle n'étoit point indiquée par l'état du pouls; elle étoit contre indiquée par la foibleffe des vaiffeaux de la matrice, par les règles abondantes & les pertes auxquelles cette femme eft fujette. La faignée a rétabli les règles, mais elle a déterminé une grande quantité de fang dans les artères hypogaftriques; les vaiffeaux de la matrice ne font pas affez forts pour réfifter à l'affluence du fang; il y aura une perte violente qui fera fuivie de l'épuifement.

Il feroit trop long de rapporter toutes les circonftances dans lefquelles les Empiriques, abufant des médicamens & de la faignée, caufent des défordres très-graves dans les règles. Les jeunes Médecins qui feront appelés pour remédier à ces défordres, qui connoîtront les diverfes conftitutions des femmes, qui connoîtront toutes les caufes qui peuvent produire les défordres des règles, qui auront examiné la difpofition où telle femme étoit, lorfqu'on a employé un remède qui n'étoit pas indiqué, ou qui, même, étoit contre-indiqué, pourront, par le moyen des traitemens prefcrits Section VII, guérir plusieurs de ces femmes, si ces abus de remèdes n'ont pas produit des effets qui ont entraîné des maux irréparables, ou si ces Médecins ne sont pas appelés trop tard.

477 Lorsque les femmes, d'une bonne constitution, ont conçu, elles n'ont plus de règles. Celles qui, étant grosses, éprouvent des excrétions de sang par le vagin, sont pléthoriques, ou elles ont les vaisseaux sanguins du vagin très-lâches & très-foibles; ou elles sont menacées de l'avortement, ainsi que nous le verrons dans la Classe des lésions de la génération, Section des des lésions de la grossesse. Celles qui étant grosses, sont sujettes à des fleurs blanches, ont les vaisseaux lymphatiques du vagin très-lâches & très-foibles, ou elles sont affectées de quelqu'une des causes que nous avons dit dans les Paragraphes précédens, prodnire les fleurs blanches.

Lorsqu'une femme a conçu, l'orifice de la matrice se ferme hermétiquement par une espèce de gluten, & par un mécanisme dont on ignore le principe.

La matrice acquiert, peu-à-peu, dans sa cavité, une augmentation prodigieuse, & en proportion que sa cavité augmente, ſes parois acquièrent une épaiſſeur très-conſidérable, ſur-tout dans la partie à laquelle le placenta eſt attaché. Outre le ſuperflu des humeurs qui, dans l'état de vacuité de matrice, y étoit pouſſé pour être évacué par les règles, il arrive, dans le cours de la groſſeſſe, dans les parois de la matrice, une grande quantité de ſang, en raiſon du développement & de la dilatation des vaiſſeaux de ces parois; & cette quantité de ſang, jointe à l'humeur qui étoit deſtinée pour les règles, eſt employée à l'augmentation du volume du placenta, au développement & à l'accroiſſement du fœtus, & à produire la liqueur de l'amnios dans laquelle le fœtus eſt ſubmergé.

Lorſqne la groſſeſſe eſt parvenue à ſon terme qui eſt de ſept, huit, ou neuf mois, qui eſt le terme le plus ordinaire, rarement à dix mois, plus rarement encore après le dixième mois, les évacuations par le vagin, commencent ordinairement par des matières glaireuſes, qui, enſuite, ſont teintes de ſang; alors le travail de l'accouchement eſt commencé; enſuite les eaux contenues dans l'amnios, s'écoulent; enſuite l'enfant, ſortant, cauſe de grandes douleurs à la mere ; ensuite le placenta est expulsé, ou l'on en tient le cordon, jusqu'à ce qu'il soit expulsé, ou jusqu'à ce que l'on l'ait tiré. Après la sortie du placenta, il coule du sang qui sort des vaisseaux de la matrice, qui étoient abouchés avec ceux du placenta ; souvent il sort des caillots qui sont formés du sang qui, ayant été retenu, quelque temps, dans la matrice dont l'orifice se resserre souvent fort promptement, après l'accouchement, s'y est coagulé. Tout ce qui sort de la matrice après l'accouchement, se nomme *vidanges*, ou *lochies*. Les vidanges ou lochies, dans les femmes bien constituées & bien saines, sont rouges immédiatement après l'accouchement, parce que la quantité du sang qui s'écoule des vaisseaux de la matrice qui étoient abouchés avec ceux du placenta, domine sur la quantité de l'humeur lymphatique, visqueuse, blanchâtre, qui sort des vaisseaux lymphatiques de la matrice, qui ont été fort dilatés pendant le temps de la grossesse. Ces écoulemens, fort rouges, durent plus ou moins de temps, selon que les femmes ont les vaisseaux sanguins de la matrice, plus ou moins élaſtiques & plus ou moins capables de ſe reſſerrer, & ſuivant que la partie rouge eſt plus ou moins abondante dans tel individu.

Le plus ordinairement, dans les femmes bien conſtituées, les lochies commencent à être moins rouges le ſecond jour; enſuite la teinte du ſang va toujours en diminuant, de manière que l'écoulement finit par être blanchâtre. La durée & la quantité de l'écoulement varient beaucoup, même dans les femmes qui n'allaitent pas. Dans quelques femmes, les lochies ſont parfaitement finies dans quinze jours, & même dans moins de temps. Quelques femmes éprouvent cet écoulement pendant un mois, d'autres pendant ſix ſemaines, d'autres pendant deux mois, & quelquefois plus longtemps. Cette variété de la durée & de la quantité des lochies, dans les femmes bien conſtituées, naît du plus ou moins d'abondance de leurs humeurs, & du plus ou moins d'élaſticité des vaiſſeaux de la matrice.

Dans les femmes qui nourriſſent leurs enfans, les lochies ſont en moindre quantité, ſur-tout dans les femmes qui ont beaucoup de lait, & durent beaucoup moins de temps que dans les femmes qui n'allaitent pas. La durée & la quantité des lochies étant très-variables, soit dans les femmes bien constituées & saines qui ne nourrissent pas, soit dans les femmes bien constituées & saines qui nourrissent ; & ces variétés étant produites, dans des femmes saines, par des indispositions qui n'ont rien de fâcheux ; par exemple, par le plus ou le moins d'abondance des humeurs ; par le plus ou le moins d'élasticité des vaisseaux de la matrice. On ne doit pas être inquiet de la santé d'une femme qui n'a point commis d'abus, qui n'a été exposée à aucunes causes externes, & qui n'est atteinte d'aucun virus, soit que les lochies soient en petite quantité & qu'elles se suppriment peu de jours après la couche, soit que les lochies soient fort abondantes, & qu'elles durent long-temps. Ces deux événemens ont lieu fréquemment sans qu'il s'ensuive des altérations notables dans la santé. Cependant, lorsque l'un ou l'autre de ces événemens a lieu, on doit être fort attentif à la santé d'une nouvelle accouchée. Si une femme, qui ne nourrit point, éprouve une suppression de lochies, beaucoup plutôt que cela n'arrive ordinairement ; quoiqu'elle ne ſe plaigne d'aucune léſion, & que même elle diſe qu'elle ſe porte bien, on doit lui conſeiller de diminuer beaucoup la quantité de ſes alimens ordinaires & de boire beaucoup de la tiſane n° 6. Si on aperçoit la plus légère léſion de quelque fonction que ce ſoit, ou une léſion de l'habitude du corps, on doit ſe hâter d'employer les moyens de remédier ou de ſuppléer à cette ſuppreſſion. Ces moyens ſont preſcrits dans cette Claſſe, Section X.

Si une femme, qui ne nourrit pas, éprouve des lochies très-abondantes & qui durent plus long-temps qu'à l'ordinaire, quoique cette femme n'éprouve aucune léſion, quoiqu'elle n'ait été expoſée à aucune cauſe de maladie, & qu'on n'aperçoive en elle aucun ſigne de virus, on doit veiller à ſon état, on doit diminuer ſes alimens, lui permettre ſeulement les plus adouciſſans, lui interdire toute boiſſon échauffante, & lui preſcrire une tiſane adouciſſante, telle que celle n° 1, ou n° 12; & dès qu'on apercevra la plus légère apparence de perte, on aura recours au traitemeut preſcrit Section X contre la cauſe qu'on aura découverte.

Si une femme, qui nourrit ſon enfant,

éprouve une suppression totale de lochies, quatre ou cinq jours après l'accouchement, si elle a beaucoup de lait, si la suppression des lochies n'est suivie d'aucune indisposition, on ne doit point avoir d'inquiétude; ordinairement l'abondance du lait supplée au défaut des lochies.

Si une femme, qui nourrit son enfant, a des lochies abondantes & qui durent depuis long-temps, quoiqu'elle ne se plaigne d'aucune indisposition, quoiqu'elle ait suffisamment de lait pour nourrir; si elle n'a pas une très-grande quantité d'humeurs; si elle n'est pas d'une tres-bonne constitution, on doit appréhender la suppression du lait, & une perte utérine. Pour prévenir ces accidens, il faut employer le régime adoucissant, la tisane adoucissante n° 12. Quand même elle n'auroit pas une suffisante quantité de lait pour nourrir son enfant, il faut qu'elle continue à donner à teter; & une autre nourrice donnera à teter à l'enfant, dans les momens où le lait de la mère manquera. Les femmes dont les lochies sont abondantes & durent long-temps, ne sont pas ordinairement bonnes nourrices.

Si la longue durée & l'abondance

des lochies ou leur fuppreffion font fuivies des léfions de quelques fonctions, il faut fe hâter d'employer le traitement (Section X) appoprié aux caufes des léfions de ces excrétions qu'on aura découvertes.

Les caufes des fuppreffions des lochies font les mêmes que celles qui caufent les fuppreffions des règles, & qui font détaillées depuis le Paragraphe 461, jufqu'au Paragraphe 475. Les caufes de la longue durée & de l'abondance des lochies font les mêmes que celles des règles trop abondantes, & qui durent trop long-temps. Ces caufes font décrites dans les Paragraphes cités ci-deffus.

Les caufes des pertes, décrites dans les Paragraphes précédens, font auffi les caufes des pertes qui furviennent à la fuite des couches. Quelquefois les pertes qui ont lieu après l'accouchement, font de véritables hémorragies caufées par la rupture de la matrice, qui a lieu, quelquefois, par un accouchement très-laborieux; quelquefois elles font caufées par un déchirement de la matrice qui a lieu par l'impéritie de la Sage-femme ou de l'Accoucheur qui arrachent quelquefois le placenta avec trop de force, ou par des coups d'ongles dans la matrice. Ces dernières espèces de pertes se déclarent immédiatement ou très-peu de temps après l'accouchement. Les suppressions des lochies, & les pertes dans les femmes accouchées depuis peu de temps, causent divers accidens relativement aux diverses constitutions des accouchées, & ces accidens sont de la même nature que ceux qui succèdent aux suppressions des règles, & aux pertes qui ont lieu dans les femmes qui n'ont jamais eu d'enfans. Mais les suppressions des lochies causent ordinairement des accidens dont les progrès sont plus rapides & plus dangereux que ceux des suppressions des règles.

Les pertes qui surviennent aux femmes accouchées depuis peu de temps, causent ordinairement l'épuisement, plus promptement que les pertes qu'essuient les femmes qui n'ont jamais eu d'enfans, ou qui n'en ont pas eu depuis long-temps.

478 Dans les femmes en santé & bien constituées, dès le troisième ou quatrième mois de la grossesse, le volume des seins augmente ; il y arrive une grande quantité d'humeurs qui développent & dilatent, peu à peu, les vaif-

feaux fecrétoires des glandes des feins, & les difpofent à la fecrétion du lait. Dans la plupart des femmes bien conftituées, dans le cours des derniers mois de la groffeffe, le volume des feins étant encore augmenté, il fe forme dans les glandes des feins, une humeur blanchâtre, douceâtre qui ayant dévelopé & dilaté les vaiffeaux excrétoires du lait qui s'ouvrent à la fuperficie du mammelon, s'écoule fpontanément fur les feins. Peu de temps après l'accouchement, cette humeur blanchâtre & douceâtre qui eft un lait imparfait, augmente dans les feins. Peu de temps après l'accouchement, on doit faire teter par le nouveau-né, ce lait imparfait qui n'eft prefque que de la férofité qui eft très-délayante & très-relâchante; elle délaye quelques matières glaireufes qui font dans la gorge & dans l'œfophage des nouveaux-nés, & elle facilite la fortie de ces matières par la bouche, fi on a foin de coucher les nouveaux-nés fur le côté; & elle facilite la fortie du méconium, par les felles.

Immédiatement après l'accouchement, les vaiffeaux de la matrice qui ont été extrêmement dilatés & diftendus pendant la groffeffe, fe refferrent, peu-à-peu ; une partie des humeurs qui y sont contenues, s'écoule dans la cavité de ce viscère, & sort par le vagin ; une autre partie de ces humeurs est reprise par les veines hypogastriques, & est rapportée dans la circulation où elle cause quelques embarras qui donnent lieu à une petite fièvre qu'on nomme *fièvre-de-lait*, qui, dans les femmes bien constituées, ne dure pas plus de vingt-quatre heures. Ces humeurs qui, des vaisseaux de la matrice, se sont reportées dans la circulation, se déposent dans les seins qui, à cette époque, dans les femmes bien constituées, sont les organes les plus foibles & les moins élastiques. Cette affluence d'humeurs dans les seins, en augmente beaucoup le volume qui est très-considérable le troisième, quatrième & cinquième jour de la couche ; elle augmente beaucoup la secrétion du lait, qui, dès-lors, commence à être plus doux & plus blanc ; ensuite il prend, peu-à-peu, plus de consistance dans les femmes bien constituées ; & ce n'est, qu'environ six semaines ou deux mois après la couche, qu'il est fort blanc, fort doux, & fort sucré ; ensuite sa consistance va toujours en augmentant, & il devient de plus en plus, blanc, épais & nourriffant.

Les femmes qui donnent à teter dès le premier jour de l'accouchement, n'éprouvent pas, dès le troisième ou quatrième jour de la couche, un gonflement dans les seins, aussi considérable & autant incommode que celui qu'éprouvent les femmes qui ne nourrissent pas.

Dans ces premières, qui sont en santé & bien constituées, la fièvre de lait est très-peu considérable; dans les dernières, quoique en santé & bien constituées, le gonflement des seins qui survient le troisième ou quatrième jour, est quelquefois énorme, très-incommode & fort douloureux, & la fièvre de lait qui leur survient, à cette époque, est quelquefois très-forte. Les femmes qui n'allaitent pas, sont exposées à beaucoup d'accidens graves, ainsi que nous le verrons par la suite.

Le gonflement des seins qui a lieu dans la grossesse, & qui augmente après l'accouchement, est d'autant plus considérable, que les vaisseaux de ces organes sont moins forts & moins élastiques. Lorsque cette disposition des vaisseaux des seins se trouve jointe à une grande quantité d'humeurs, il y a deux raisons pour que l'augmentation du volume des seins soit très-considérable. Mais cette seule disposition des seins est suffisante pour que les seins acquièrent beaucoup d'augmentation, soit dans le cours de la grossesse, soit après l'accouchement. Cette seule disposition fait que des femmes qui sont très-maigres, qui mangent très-peu, & qui ont très-peu d'humeurs (§. 406), ont les seins fort gros dans le cours de la grossesse & après l'accouchement, & qu'elles ont beaucoup de lait, sur-tout dans les premières six semaines qui succèdent à l'accouchement.

Les femmes de cette constitution ne sont pas propres à nourrir, soit parce que la secrétion & l'excrétion du lait qui seroient abondantes pendant quelque-temps, épuiseroient bientôt ces femmes délicates; soit parce que le lait ne dureroit pas autant qu'il est nécessaire pour la nourriture de l'enfant. Plus les femmes ont les vaisseaux sécrétoires des seins, foibles & peu élastiques, & plus elles ont d'humeurs; plus la secrétion du lait est abondante, soit dans les femmes qui nourrissent, soit dans les femmes qui ne nourrissent pas; & plus les femmes de cette constitution font expofées aux défordres qui font les fuites des léfions de l'excrétion du lait.

L'excrétion du lait peut être léfée par plufieurs vices de l'organifation des feins.

1°. Les femmes en qui le mammelon eft de niveau au fein, & celles en qui il eft très-court, & dont les vaiffeaux excrétoires du lait font forts & élaftiques, ne peuvent pas être tetées, & le lait ne peut pas s'écouler spontanément; & en conféquence le lait, dont la fecrétion eft abondante, ne pouvant avoir d'iffue, s'accumule dans les feins, y caufe des gonflemens énormes & très-douloureux, des engorgemens des glandes, des inflammations qui, fi on n'y remédie, promptement, fe terminent par la fuppuration ou par l'induration, & quelquefois par la gangrène.

Les mamelons qui font de niveau aux feins, ou qui font très-courts, fermes & durs, annoncent que les vaiffeaux excrétoires du lait font trop forts & trop élaftiques.

Les mamelons qui font longs & peu fermes, annoncent que les vaiffeaux excrétoires du lait font foibles & peu élastiques. Le lait qui sort spontanément, soit dans les derniers mois de la grossesse, soit après l'accouchement, est encore une preuve que les vaisseaux excrétoires du lait sont foibles & peu élastiques.

Les seins qui sont naturellement gros & dont le volume augmente beaucoup & pendant la grossesse & après la couche, qui sont peu fermes, dont les glandes sont peu fermes, dont les mamelons sont longs & peu fermes, annoncent que les vaisseaux secrétoires & excrétoires sont peu forts & peu élastiques; c'est ainsi qu'ils sont dans les femmes bien constituées, les plus propres à être nourrices. Les seins qui sont plats, ou très-petits & très-ronds, & fort fermes, dont les glandes sont fermes, les mamelons très-plats ou très-courts & fort fermes, & dont le volume n'augmente pas, ou n'augmente que très-peu, soit pendant la grossesse, soit après l'accouchement, annoncent que les vaisseanx secrétoires & excrétoires du lait sont très-forts & très-élastiques; ces femmes sont très-peu propres à être nourrices.

Les femmes qui n'ont pas le mamelon formé, & celles qui l'ont très-court & trop ferme & trop dur, doivent faire uſage, très-fréquemment, dès le cinquième mois de la groſſeſſe, ou d'un tuyau de pipe, ou d'un tuyau de verre, deſtiné à cet uſage, pour former & alonger le mamelon; & dès qu'elles ont commencé l'uſage de ces inſtrumens, il faut qu'à chaque fois qu'elles auront pompé ou fait pomper l'air pendant quelque temps, & qu'elles auront un peu alongé le mamelon. Elles y appliquent un petit moule de cire ou d'ivoire, dans lequel le mamelon ſera à l'abri de l'impreſſion de l'air qui, par ſon poids, aideroit à l'élaſticité des vaiſſeaux pour qu'ils rentrent dans leur état naturel.

Nous indiquerons dans la Section X. les traitemens convenables pour remédier aux engorgemens, aux inflammations, aux abcès, & autres maladies des ſeins, qui ſont produites par le trop de force & d'élaſticité des vaiſſeaux excrétoires du lait.

2°. Lorſque quelqu'un des vices des organes que nous avons décrits dans les neufs premiers articles du Paragraphe 385, ont lieu dans les ſeins; lorſque quelques cauſes des léſions des excrétions que nous avons aſſignées dans les seize derniers articles du Paragraphe 385, affectent les femmes, la secrétion du lait étant lésée, son excrétion ne peut qu'être lésée, ainsi que nous l'expliquerons avec plus de détail dans les Paragraphes suivans.

479 Les femmes qui, ayant les seins découverts, s'exposent à l'air froid, éprouvent ou la lésion de la secrétion, ou la lésion de l'excrétion du lait, ou quelquefois l'un & l'autre effet, suivant la disposition de leurs seins.

Si les femmes qui se sont exposées à l'air froid, ont les vaisseaux secrétoires des seins, forts & élastiques, l'action du froid augmentera cette disposition des vaisseaux; ils se resserreront, ils ne céderont pas à la colonne des humeurs qui y est apportée par les artères mammaires; il ne se fera point de secrétion du lait, ou il s'y en fera très-peu; en conséquence, quelque bien conformé que soit le mamelon, & quelque bien disposés que soient les vaisseaux excrétoires du lait, l'enfant ne pourra teter, ou en se fatigant beaucoup à teter, il ne pourra sucer que très-peu de lait.

Si les vaisseaux secrétoires du lait sont lâches & foibles, l'impression de l'air l'air froid diminuant la tranfpiration infenfible, fera refluer l'humeur retenue, dans les vaiffeaux fecrétoires du lait, & en conféquence, la fecrétion du lait fera abondante ; mais fi le mamelon eft court, fi les vaiffeaux excrécrétoires du lait font forts & élaftiques ; l'action de l'air froid augmentera ces difpofitions ; les vaiffeaux excrétoires fe refferreront & s'accourciront, le mamelon s'effacera ; alors quelque abondante que foit la fecrétion du lait, il ne pourra pas y avoir d'excrétion du lait, ou il n'y en aura que très-peu, relativement à l'abondance de la fecrétion ; en conféquence, il s'enfuivra la douleur, l'engorgement, l'inflammation & l'abcès du fein.

Si les femmes qui fe font expofées à l'air froid, ayant les feins bien couverts, ont les vaiffeaux fecrétoires des feins foibles & peu élaftiques, & les vaiffeaux du mamelon très-lâches & très-foibles ; la fecrétion du lait augmentera, & le lait s'écoulera *fpontanément* par le mamelon. Lorfque la fecrétion du lait étant abondante, elle eft fupprimée, tout-à-coup, par le froid, ou par quelque autre caufe ; il s'enfuit, ou des fleurs blanches abondantes, ou des pertes utérines, ou des dépôts, ou des engorgemens, ou des inflammations, ou des ruptures de vaisseaux, ou des fièvres, ou d'autres maladies pareilles à celles qui sont causées par les suppressions de règles (§. 465), & qui sont différentes dans les divers individus, eu égard à leurs diverses constitutions.

480 L'air trop chaud, les appartemens trop chauds, les couvertures & vêtemens trop chauds; soit par la raréfaction de l'air qui, étant alors plus léger, pèse moins sur les seins, & s'oppose moins à leur gonflement & à la dilatation de leurs vaisseaux; soit par la raréfaction du sang & de toutes les humeurs qui dilatent tous les vaisseaux, produisent divers désordres dans l'excrétion du lait, en raison des diverses constitutions des individus.

Si les femmes qui essuient ces impressions de l'air, des appartemens & vêtemens trop chauds, ont les pores très-ouverts, si elles transpirent naturellement beaucoup, & si elles ont de grandes dispositions à la sueur, & si elles ont les vaisseaux secrétoires du lait, forts & élastiques; la plus grande partie des humeurs destinées à la formation du lait se dissipera par la transpiration & les ſueurs ; en conſéquence, la ſecrétion du lait & ſon excrétion ſeront diminuées ou ſupprimées.

Si les femmes, expoſées à ce grand chaud, ont les pores de la peau peu ouverts, ſi naturellement elles tranſpirent peu, ſi elles n'ont point de diſpoſition à la ſueur, ſi elles ont les vaiſſeaux ſecrétoires du lait, fort foibles & peu élaſtiques ; il ſe fera une ſecrétion abondante du lait, & ſi les vaiſſeaux excrétoires ſont foibles & lâches ; le lait s'écoulera ſpontanément ; par conſéquent il ſera très-facile de le ſucer ou de le traire. Mais ſi, dans ces femmes, les vaiſſeaux du lait ſont forts & élaſtiques ; non-ſeulement le lait ne s'écoulera pas ſpontanément, mais l'enfant ne pourra pas en ſucer aſſez, ou on ne pourra pas le traire ; à meſure qu'il ſe formera il s'accumulera dans les ſeins, & cauſera les accidens (§. 478, art. 1).

Les alimens, ſoit par la quantité, 481
ſoit par la qualité, produiſent divers effets ſur le lait, en raiſon des différentes conſtitutions des individus. La grande quantité d'alimens produit une grande quantité de lait, dans les femmes ſaines, bien conſtituées, & qui ont les vaiſſeaux ſecrétoires du lait foi-

bles & peu élastiques ; & la grande quantité de lait cause les accidens (§. 478) dans les femmes qui ont les vaisseaux excrétoires du lait, trop forts & trop élastiques.

La grande quantité d'alimens, dans les femmes qui ne digèrent pas bien, cause des indigestions, des vomissemens & des diarrhées qui évacuent les humeurs destinées à la formation du lait : ou ces lésions de la digestion causent la fièvre qui produit les lésions de toutes les secrétions, & qui, par conséquent, diminue ou supprime l'excrétion du lait ; ou les lésions de la digestion, produisent quelques-unes des maladies de la cinquième Classe, Section II & Section III, qui entraîneront & les lésions des secrétions & les vices des excrétions.

La trop petite quantité des alimens ne pouvant pas suffire pour renouveller les humeurs qui se dissipent par toutes les excrétions, & pour réparer les solides qui s'usent, ne peut qu'entraîner la diminution, & même la suppression de la secrétion & de l'excrétion du lait.

Les alimens grossiers donnent lieu à la formation d'un lait épais & visqueux qui engorge les vaisseaux excrétoires du lait, & donne lieu aux accidens (§. 478, art 1); ou ils cauſent les léſions de la digeſtion (Claſſe V, Section II); & les maladies qui en réſultent, produiſent les léſions de la ſecrétion & de l'excrétion du lait.

Les alimens indigeſtes cauſent l'indigeſtion, le vomiſſement, la diarrhée; & par-là, diminuent ou ſuppriment la ſecrétion & l'excrétion du lait.

Les alimens très-aſſaiſonnés, âcres & irritans, produiſent un lait ſalé & âcre, & ils cauſent les léſions de la digeſtion (Claſſe V, Section III); & les maladies compoſées qui s'enſuivent, entraînent les léſions de la ſecrétion & de l'excrétion du lait. Les alimens inſipides, les alimens trop aqueux, produiſent un lait fade, trop ſéreux; ils affoibliſſent les organes de la digeſtion, émouſſent les ſucs digeſtifs, & produiſent les maladies compoſées de la cinquième Claſſe, Section V, qui entraînent les léſions de la ſecrétion & de l'excrétion du lait.

Les diverſes boiſſons produiſent, ſoit 482
par leur quantité, ſoit par leurs qualités, diverſes léſions de la ſecrétion & de l'excrétion du lait, en raiſon des diverſes conſtitutions & des diverſes

dispositions des individus. Une trop grande quantité de boissons alimenteuses, telles que les bouillons gras trop chargés de sucs de viandes, produisent une grande quantité de lait, dont il résulte quelquefois, des inconvéniens pareils à ceux qui sont produits par une trop grande quantité d'alimens (§. 481).

Le défaut de boissons délayantes, fait que le lait est trop épais, qu'il circule difficilement dans les glandes des seins qu'il engorge, & qu'étant moins fluide, les enfans le sucent plus difficilement.

Les boissons spiritueuses produisent la raréfaction des humeurs, d'où s'ensuivent, à l'égard du lait, des accidens pareils à ceux qui sont causés par l'air chaud (§. 480). Les boissons irritantes telles que le café, le thé, le chocolat à la vanille, &c, altèrent la sécrétion & la qualité du lait, & donnent lieu à des maladies pareilles à celles qui sont causées par des alimens âcres (§. 481). Les boissons fraîches, acides ou aigrelettes nuisent à la qualité du lait, & en diminuent la quantité, en ce qu'elles augmentent beaucoup les urines.

Les potions purgatives, les potions émétiques, les tisanes & bouillons diaphorétiques, ſudorifiques & diurétiques, en augmentant d'autres ſecrétions & èxcrétions, diminuent & ſuppriment la ſecrétion & l'excrétion du lait.

L'exercice modéré eſt très-utile aux 483
nourrices ; mais ſi elles ſe livrent à des travaux fatigans, à des exercices violens, ſi elles font des excès de veilles ; elles éprouvent diverſes léſions de la ſecrétion, & de l'excrétion du lait, en raiſon de leurs diverſes diſpoſitions.

Si les femmes qui ſe livrent à des excès de travaux, d'exercices & de veilles, tranſpirent, habituellement, beaucoup ; ſi elles ſuent beaucoup, leur lait s'échauffera, ſera moins doux, ſa ſecrétion diminuera ou ſe ſupprimera.

Si les femmes tranſpirent peu, habituellement, ſi elles n'ont point de diſpoſition à la ſueur, ſi elles ont les vaiſſeaux ſecrétoires du lait, très-foibles & très-lâches, & les vaiſſeaux excrétoires du lait, un peu forts & un peu élaſtiques ; la ſecrétion du lait ſera abondante, le volume des ſeins augmentera beaucoup ; mais le lait ne pouvant s'écouler ſpontanément, & n'étant pas ſucé dans une quantité porportionnée à celle qui ſe forme, il cauſera des engorgemens dans les ſeins ; d'où s'enſuivront des accidens pareils à ceux qui ſont cauſés par l'air chaud (§. 480). Ces excès ſont moins nuiſibles aux femmes qui ont les humeurs épaiſſes, qu'à celles qui ont les humeurs âcres.

484 Les excès de repos & de ſommeil, cauſent diverſes léſions de la ſecrétion & de l'excrétion du lait, ſelon les diverſes conſtitutions des femmes. Ces excès produiſent l'augmentation de toutes les humeurs, & par conſéquent, une plus grande quantité de lait. Si les femmes ont les vaiſſeaux ſecrétoires du lait, forts & élaſtiques; ils réſiſteront à la grande affluence des humeurs qui reflueront dans des organes foibles, dans leſquels il y aura des ſecrétions & excrétions plus abondantes & même extraordinaires, telles que des pertes, des diarrhées, des vomiſſemens, des expectorations ſéreuſes ou viſqueuſes, ou ſanguinolentes, des ſueurs, des hémorragies, &c; ou, il ſe formera dans les organes foibles, des engorgemens, des inflammations & autres diverſes léſions, en raiſon des diverſes conſtitutions.

Si les femmes ont les vaiſſeaux ſecrétoires du lait, lâches & foibles, les ſeins acquerront un volume prodigieux, ſi le lait ne s'écoule ſpontanément, ſi l'enfant ne peut le ſucer, ou ſi on ne peut le traire à meſure qu'il ſe forme; il ſurviendra dans le ſein des engorgemens, des inflammations, des abcès, &c.

Les excès ci-deſſus ſont beaucoup moins nuiſibles aux femmes qui ont peu d'humeurs, & à celles qui ont les humeurs âcres, qu'ils ne le ſont aux femmes qui ont les humeurs épaiſſes, à celles qui ont trop d'humeurs, & à celles dont les humeurs ſurabondent en ſéroſités.

Les paſſions modérées ſont utiles aux 485
nourrices; mais les paſſions effrénées (§. 471, art. 1) produiſent divers déſordres dans la ſecrétion & l'excrétion du lait, en raiſon des diverſes conſtitutions & des divers caractères (§. 471, art. 1 & 2). Si les nourrices eſſuient les paſſions violentes (§. 471, art. 1). le mouvement du ſang étant augmenté & le ſang étant raréfié, il fera ſes plus grandes impreſſions dans les organes foibles. Si ces femmes ont les vaiſſeaux ſecrétoires des ſeins, peu forts & peu élaſtiques, & les vaiſſeaux excrétoires du lait, forts & élaſtiques; le lait s'accumulera dans les ſeins, & cauſera les accidens (§. 478, art. 1).

Si ces femmes paſſionnées, ont les vaiſſeaux ſecrétoires du lait, forts &

élastiques, le lait sera échauffé, il diminuera & se supprimera; & l'humeur qui étoit destinée à former le lait, refluera dans quelques organes foibles, où elle produira les engorgemens de l'espèce de ceux de la cinquiéme Classe, Section II, si les femmes ont les humeurs épaisses; & elle produira, dans les femmes qui ont les humeurs âcres, quelqu'une des maladies de la cinquième Classe, Section III.

Si les nourrices sont atteintes des passions (§. 471, art. 2), elles essuyeront tous les accidens (§. 471, art. 2), & leur lait se supprimera.

486 Toutes les excrétions soit naturelles, soit extraordinaires, selon qu'elles sont plus ou moins abondantes, diminuent ou suppriment la secrétion ou l'excrétion du lait.

L'observation apprend que lorsque une secrétion & excrétion augmentent beaucoup, d'autres secrétions & excrétions diminuent (§. 385, art. 14).

L'observation apprend que lorsque une excrétion, soit naturelle, soit extraordinaire, habituelle ou périodique diminue; quelque autre excrétion augmente, ou quelque organe s'engorge (§. 362).

Les augmentations des excrétions influent différemment fur la fecrétion & l'excrétion du lait, en raifon des différentes conftitutions, & des différentes difpofitions des individus.

Si les nourrices éprouvent les augmentations de quelques excrétions, telles que des fueurs, une diarrhée, des vomiffemens, une expectoration extraordinaire, une hémorragie, des fleurs blanches, une perte utérine; le lait diminuera en proportion de l'abondance ou de la continuité de ces autres excrétions, & même il fera fupprimé, fi ces excrétions font très-abondantes & de longue durée.

Les règles feules, ayant leurs périodes, leur durée, & leur quantité ordinaires, diminueront la quantité du lait, & même l'épuiferont, dans beaucoup de nourrices, avant le temps néceffaire pour finir la nourriture de l'enfant. Pour cette raifon, on ne doit pas choifir pour nourrices, celles qui font réglées. Il n'y a que les femmes pléthoriques qui puiffent avoir leurs règles, & avoir fuffifamment de lait pour être nourrices. Mais les femmes pléthoriques étant dans un état très-voifin des maladies les plus graves (Paragraphe

348), ne doivent pas être nourrices.

La diminution du lait qui succède à l'augmentation de ces excrétions, a lieu à divers degrés, suivant les diverses dispositions des nourrices. Si une nourrice qui a peu d'humeurs, éprouve une augmentation considérable de quelques-unes des excrétions naturelles, son lait manquera totalement. Mais si une nourrice a beaucoup d'humeurs, si elle est pléthorique, si elle a les vaisseaux des seins comme ils doivent être (§. 478, art. 1), éprouve une augmentation considérable de quelqu'une de ses excrétions, son lait ne diminuera pas sensiblement. Mais, quoiqu'une nourrice soit pléthorique; si elle a les vaisseaux secrétoires des seins plus forts & plus élastiques qu'ils ne doivent être, la diminution du lait sera très-sensible lorsqu'une autre excrétion augmentera.

C'est cette différence de quantité d'humeurs qui fait que les femmes qui ne nourrissent pas, ont besoin qu'on augmente, plus ou moins, leurs excrétions par les secours de l'art, pour les délivrer de leur lait qui les incommoderoit beaucoup, & même leur causeroit des maladies très-graves.

Dans quelques femmes qui ne nourrissent pas, les sueurs qui succèdent à la fièvre de lait, & qui durent ſouvent pendant pluſieurs jours conſécutifs, épuiſent totalement le lait. Dans d'autres femmes, ces ſueurs ne font que diminuer ſenſiblement le lait; celles-ci ont beſoin de quelques légers purgatifs pour l'épuiſer entièrement. Dans d'autres femmes très-pléthoriques, ainſi que dans celles qui veulent prendre beaucoup de nourriture pendant le temps de leurs couches : outre les ſueurs qui ſuccédent naturellement à la fièvre de lait, il faut qu'elles faſſent uſage des diaphorétiques, des ſudorifiques, des diurétiques, & ſur-tout des purgatifs ſouvent réitérés, qui ſont les meilleurs remèdes pour épuiſer le lait.

La diminution d'une excrétion quelconque, donne lieu à l'augmentation d'une autre excrétion. Par exemple, on voit ſouvent que la diminution de la tranſpiration eſt ſuivie d'une grande abondance d'urine, ou d'une grande abondance de ſalive, ou d'une abondante expectoration. Quelquefois il arrive que la diminution de la tranſpiration eſt ſuivie & d'une abondance d'urine, & d'une abondance de ſalive, & d'une expectoration abondante qui, toutes trois, ont lieu en même temps;

& cela arrive dans des individus bien constitués qui n'ont pas un organe beaucoup plus foible que tous les autres.

Mais si un individu a quelque organe secrétoire & excrétoire beaucoup plus foible que tous les autres ; ce sera cet organe secrétoire foible qui essuiera une grande affluence des humeurs dont la masse est augmentée par la diminution ou suppression d'une excrétion quelconque. Si cet organe foible a assez d'élasticité pour opposer un peu de résistance à l'affluence des humeurs, & si cette affluence n'est pas excessive ; la secrétion & l'excrétion seront très-considérablement augmentées ; mais si les vaisseaux de cet organe foible, sont très-lâches, &, pour ainsi dire, sans élasticité ; ou si l'affluence des humeurs est excessive ; cet organe foible s'engorgera, s'obstruera ou s'enflammera ; ou il y aura rupture de vaisseaux sanguins ou de vaisseaux lymphatiques (§§. 285 & 286). C'est l'inégalité de la force dans la structure des organes (§. 404, art. 28) qui donne lieu aux divers effets que la diminution ou suppression d'une excrétion quelconque produit dans les divers individus. C'est cette inégalité de forces dans la structure des organes, qui fait que telle femme qui a éprouvé une diminution ou ſuppreſſion de tranſpiration, a, ou une augmentation de règles, ou une perte. Telle autre femme a une expectoration très-abondante; telle autre aura une très-grande abondance d'urine; telle autre aura une grande augmentation de lait; telle autre, qui n'eſt pas nourrice, qui n'eſt pas groſſe, & qui, depuis long-temps, n'avoit point de lait, s'aperçoit que ſes ſeins augmentent, & qu'il y vient du lait. On voit, quelquefois, qu'une ſuppreſſion de règles dans des femmes qui ne ſont pas groſſes, & qui, depuis long-temps, n'ont pas eu d'enfans, n'a d'autre ſuite qu'une augmentation du volume des ſeins, & la ſecrétion & l'excrétion du lait. C'eſt toujours dans les organes ſecrétoires les plus foibles que la maſſe des humeurs, augmentée par la diminution ou ſuppreſſion quelconque, fait ſes impreſſions les plus ſenſibles. Par cette raiſon, ſi une nourrice, bien conſtituée, éprouve une diminution ou une ſuppreſſion d'excrétion quelconque; ſi l'humeur, retenue dans la maſſe du ſang, n'eſt pas exceſſive; ſi cette nourrice a les vaiſſeaux ſecrétoires du lait comme ils doivent être (§.

478, art. 1), elle éprouvera une augmentation sensible de son lait, & cette augmentation ne l'incommodera pas, s'il s'écoule spontanément; ou s'il est sucé, ou trait à mesure qu'il se forme. Mais si une nourrice a les vaisseaux secrétoires des seins, foibles & lâches, & si elle a les vaisseaux excrétoires du lait, forts & élastiques; il se formera beaucoup de lait qui ne s'écoulera pas, & qu'on ne pourra pas sucer ou traire à mesure qu'il se formera; il causera les accidens (§. 478, art. 1).

Si l'humeur retenue par la suppression d'une évacuation quelconque, est en si grande quantité, que l'organe secrétoire des seins ne puisse pas la contenir, & la transmettre à mesure qu'elle arrive dans les vaisseaux excrétoires des seins qui la répandent; ou si la nourrice qui éprouve la suppression d'une excrétion très-copieuse, est pléthorique; non-seulement les vaisseaux des seins, dont l'élasticité est détruite & succombe à la masse des humeurs, s'engorgeront; mais d'autres organes, les moins forts, s'engorgeront aussi; il en résultera la fièvre, les obstructions, les inflammations, les abcès; ou enfin, en raison des diverses constitutions, les maladies de la cinquième Claſſe, Section II, dans les femmes qui ont les humeurs épaiſſes; & les maladies de la cinquième Claſſe, Section III, dans les femmes qui ont les humeurs âcres.

Par les mêmes raiſons que l'augmen- 487
tation d'une excrétion naturelle ou extraordinaire, diminue le lait, ou le ſupprime; & par les mêmes raiſons que la ſuppreſſion d'une autre excrétion, augmente ſouvent la quantité du lait; l'abondance du lait diminue les autres excrétions naturelles, & les excrétions extraordinaires.

La diminution & la ſuppreſſion de la ſecrétion, & de l'excrétion du lait, relativement aux diverſes conſtitutions des individus, augmente, plus ou moins, d'autres excrétions; ou elle cauſe des engorgemens, des obſtructions, des inflammations, ou des ruptures de vaiſſeaux, &c, dans les organes foibles.

On voit ſouvent que l'abondance du lait qui a lieu, parce que les vaiſſeaux ſecrétoires & excrétoires du lait ſont très-ſouples & très-peu élaſtiques, diminue très-ſenſiblement, d'autres ſecrétions & excrétions. C'eſt, ſur-tout, dans les nourrices qui ont peu d'humeurs,

& qui, quoique maigres, délicates & frêles, ont les seins très-gros & fort pleins de lait, qu'on observe que d'autres secrétions & excrétions sont très-considérablement diminuées, & même se suppriment. On voit souvent, que telle nourrice maigre, frêle & pâle, qui a les vaisseaux fort petits, & qui, peu de temps après sa couche, a beaucoup de lait, éprouve, peu-à-peu, des diminutions de plusieurs secrétions ; elle commence à avoir peu de salive, elle a la bouche sèche, elle a peu de sucs digestifs, elle a peu d'appétit; lorsqu'elle a mangé, elle sent des pesanteurs d'estomac, sa digestion est laborieuse, la nutrition est imparfaite, elle maigrit de plus en plus, la secrétion & l'excrétion de l'humeur de la trachée-artère n'ont presque plus lieu, la nourrice ressent de la chaleur, & de la sécheresse dans la poitrine, elle se sent foible, & épuisée; enfin la nourrice, n'ayant presque plus d'appétit, ne prenant presque point d'alimens, & la digestion étant imparfaite par le défaut de sucs digestifs, il n'y a plus de matières pour la secrétion du lait qui tarit lui-même.

Les femmes qui ont peu d'humeurs,

qui font d'une ftructure délicate & frêle, qui font maigres, qui ont peu d'appétit & qui mangent très-peu ; quoiqu'elles aient les feins fort gros, quoique dans les derniers mois de groffeffe, l'humeur laiteufe s'écoule fpontanément, quoiqu'immédiatement après la couche, elles aient une grande quantité de lait qui eft fort fucré, & qui a de la confiftance, ne font nullement propres à être nourrices, foit par rapport à elles-mêmes, en ce qu'un nourriffon les épuife, foit par rapport à l'enfant auquel, paffé fix femaines ou deux mois, elles ne peuvent plus fournir fuffifamment de lait.

La diminution, ou la fuppreffion du lait qui furvient par l'une des caufes ci-deffus, ou par quelqu'une des caufes dont nous parlerons ci-après, dans un temps où il y avoit grande quantité de lait ; foit que les femmes nourriffent, foit qu'elles ne nourriffent pas, produit divers effets dans les individus de diverfes conftitutions.

Si une femme, qui a éprouvé, fubitement, une très-grande diminution, ou une fuppreffion du lait, a les pores très-ouverts & une très grande difpofition aux fueurs ; le lait qui a reflué des feins, dans le fang où il eft atténué

& divisé par les forces de la circulation, peut se dissiper, totalement, par les sueurs. Si une autre femme a les vaisseaux de la matrice, foibles & peu élastiques; le lait qui a été supprimé subitement, & qui a reflué dans la circulation, y devient une humeur superflue qui peut être évacuée par des règles abondantes, par des fleurs blanches, ou par une perte, dans les femmes qui ont les vaisseaux de la matrice & du vagin foibles & lâches. Si une autre femme a les glandes salivaires foibles & peu élastiques; elle peut, par le moyen d'une salivation abondante, être délivrée du lait qui est retenu dans le sang. Si une femme a les vaisseaux sécrétoires & excrétoires de l'estomac, & de l'œsophage, peu élastiques & foibles; la matière du lait qui a reflué dans le sang, peut être évacuée par des vomissemens de matières séreuses, glaireuses, & visqueuses. Si une femme a les glandes des intestins, foibles & lâches; le lait qui a été supprimé subitement, peut être évacué totalement par des diarrhées. Si une femme a les vaisseaux secrétoires & excrétoires des bronches & de la trachée-artère, libres, lâches & foibles; le lait qui reste dans le sang, peut être expulsé par une expectoration abondante, ſoutenue pendant quelque temps.

L'obſervation nous apprend, que les femmes qui ont éprouvé, ſubitement, la ſuppreſſion du lait, par quelque cauſe que ce ſoit, en ſont délivrées ſans le ſecours d'aucun remède; & uniquement, par le moyen des excrétions extraordinaires ci-deſſus: que d'autres femmes en ſont délivrées par un flux hémorroïdal; d'autres par un ſaignement de nez. Mais ſi, après une ſuppreſſion ſubite du lait, il ne ſurvient aucune excrétion extraordinaire; plus les femmes ont d'humeurs, plus elles éprouveront de léſions graves par l'humeur laiteuſe qui a reflué dans le ſang, & qui en augmente la maſſe. Ce ſeront les organes les plus foibles qui ſouffriront les premiers. Si c'eſt le poumon qui eſt le viſcère le plus foible, il s'engorgera; il en réſultera la difficulté de reſpirer, de la toux, des douleurs dans la poitrine; il ſe rompra des vaiſſeaux dans la poitrine, il y aura des extravaſations dans cette cavité, ou un crachement de ſang; ou, il y aura inflammation du poumon, ou de la plèvre, ou de l'un & de l'autre: ſi ce ſont les vaiſſeaux du cerveau qui ſont les plus foibles, ils s'engorgeront; il s'ensuivra des douleurs de tête, ou du délire, ou l'inflammation du cerveau, ou l'apoplexie, ou la paralysie. Si ce sont les viscères du bas-ventre, qui sont les plus foibles, il y surviendra, ou des obstructions, ou l'inflammation, ou des ruptures de vaisseaux. Si ce sont les organes de l'habitude du corps, qui sont les plus foibles, il s'y formera, ou des tumeurs lymphatiques, ou des œdèmes, ou des érysipèles, ou des phlegmons, des abcès, &c. Enfin la suppression subite du lait, causera divers accidens dans les individus, en raison de la différente structure de leurs organes, & en raison des diverses qualités des humeurs. Si les femmes qui essuient cette suppression, ont les humeurs épaisses, elles seront atteintes de quelqu'une des maladies composées de la cinquième Classe, Section II. Si elles ont les humeurs âcres, il leur surviendra quelqu'une des maladies de la cinquième Classe, Section III.

Si le lait tarit peu-à-peu, ce qui arrive souvent, après qu'une nourrice a donné à teter pendant onze ou douze mois, & sur-tout, si la nourrice devient grosse; la suppression du lait, qui, alors a lieu, n'eſt ordinairement ſuivie d'aucune incommodité. Mais ſi la nourrice ayant donné à teter pendant onze ou douze mois, & ſi ayant ſevré ſon enfant, elle n'eſt pas groſſe; quoique ſon lait ſoit diminué peu-à-peu; s'il en reſte encore ſenſiblement, ſi les règles ne viennent pas, ou ſi après une période de règles, le lait n'eſt pas totalement tari; elle peut être expoſée au reflux de cette petite quantité de lait, dans le ſang, & par conſéquent à une des maladies ci-deſſus. Pour peu qu'une femme qui, ayant ſevré ſon enfant & n'étant pas groſſe, reſſente quelques légères incommodités, il faut avoir recours au traitement que nous preſcrivons pour évacuer le lait, Section XII.

Lorſque le lait a tari, peu-à-peu, par le moyen des diaphorétiques, des ſudorifiques, des diurétiques, & ſur-tout, par le moyen de la diète, & des purgatifs; une femme ne doit pas être inquiète de ſa ſanté. Ces remèdes ſont ceux qui ſont employés pour évacuer le lait des femmes qui ne peuvent, ou ne veulent pas nourrir, ainſi que nous le verrons Section XII.

Toutes les léſions conſtantes & graves des fonctions principales, cauſent 488 diverses lésions dans la secrétion & l'excrétion du lait, suivant les diverses constitutions individuelles.

1°. Nous avons expliqué (§. 461) les raisons pour lesquelles les lésions des fonctions, qui sont causées par la foiblesse de leurs organes, produisent la diminution, ou suppression des règles; c'est par ces mêmes raisons, que ces espèces de lésions des fonctions principales, produisent la diminution, & la suppression du lait.

2°. Les diverses lésions de la digestion, causent divers désordres dans la secrétion, & l'excrétion du lait. Si le résultat de la digestion est un chyle épais & grossier; le lait sera épais & engorgera les glandes. Si le résultat de la digestion est un chyle âcre; le lait sera âcre, il échauffera l'enfant, lui causera de l'agitation, de l'insomnie, ou des éruptions inflammatoires à la peau, ou des aphtes dans la bouche & dans le gosier, & même dans l'œsophage & l'estomac, la diarrhée, la fièvre, &c. Si le résultat de la digestion est un chyle trop séreux, le lait sera séreux & peu nourrissant. Si la nourrice prend, habituellement, des alimens indigestes qui ne fournissent que

que très-peu, ou point de fucs, fi elle a des vomiffemens très-fréquens, fi elle a la diarrhée; dans tous ces cas, il n'y aura que très-peu, ou point de chyle, la maffe des humeurs fera très-diminuée; par conféquent, la fecrétion du lait n'aura lieu qu'en très-petite quantité, ou elle fera fupprimée. Si la nourrice prend une très-grande quantité d'alimens; fi elle les digère bien, il en réfultera une trop grande quantité de chyle, qui produira une trop grande quantité de lait. Si les vaiffeaux fecrétoires & excrétoires des feins, font peu élaftiques, le lait fera fucé très-facilement, & même s'écoulcra fpontanément: mais fi les vaiffeaux fecrétoires du lait font un peu lâches & foibles, & fes vaiffeaux excrétoires, élaftiques & forts, le lait qui fe fera formé, en grande quantité, dans les feins, ne pourra avoir une iffue facile; il fe grumelera, il engorgera les glandes des feins, y caufera des tumeurs lymphatiques, des tumeurs inflammatoires, des abcès, &c.

3°. Toutes les fecrétions qui font trop abondantes, entraînent la diminution, ou la fuppreffion du lait. Toutes les fecrétions qui font diminuées, ou ſupprimées, augmentent, très-ſouvent, la quantité du lait, ſur-tout dans les femmes dont les vaiſſeaux ſecrétoires des ſeins, ſont foibles & peu elaſtiques.

4°. Lorſque la circulation eſt très-léſée, ainſi qu'il arrive dans les fièvres violentes, toutes les ſecrétions diminuent; & pluſieurs ſe ſuppriment totalement; & par conſéquent, la ſecrétion du lait, qui eſt une de celles qui ſont les plus ſuſceptibles de diminution, & de ſuppreſſion. On en a la preuve dans les femmes qui accouchent ayant une fièvre continue; il eſt rare que dans ces accouchées, le volume des ſeins augmente, & qu'il y ait un vrai lait, en quantité ordinaire, le quatrième & le cinquième jour de la couche : on en a encore la preuve dans les accouchées, qui ſe portent bien, en ce que, pendant le temps que la fièvre de lait eſt forte; quoique les ſeins ſoient très-gonflés, il ne s'écoule point de lait par les mamelons; l'enfant ne peut teter; & on ne peut pas traire du lait.

Dans les fièvres très-médiocres, les femmes conſervent du lait, ſi les vaiſſeaux ſecrétoires du lait ſont foibles & lâches; mais pour peu que ces vaiſſeaux ſecrétoires ſoient plus forts & plus élaſtiques que ceux de quelques autres organes, il n'y aura point de lait; & l'humeur deſtinée à former le lait, ſe dépoſera & s'accumulera dans l'organe foible; il s'enſuivra, ou des excrétions extraordinaires; ou des engorgemens lymphatiques; ou des engorgemens inflammatoires, &c.

5°. Nous avons vu (§. précédent) combien les léſions des excrétions ſont nuiſibles à la ſecrétion & à l'excrétion du lait.

6°. Lorſque la nutrition eſt lèſée par la mauvaiſe qualité des humeurs, le lait eſt de mauvaiſe qualité: lorſque la nutrition ne ſe fait pas ſuffiſamment, à cauſe de la trop petite quantité d'humeurs, ordinairement le lait manque; ou s'il y en a, ce n'eſt que parce que les vaiſſeaux ſecrétoires des ſeins ſont très-lâches & très-foibles; dans ces cas, la ſecrétion & l'excrétion du lait, contribuent à augmenter l'épuiſement. Lorſque la nutrition eſt léſée par la trop grande foibleſſe du tiſſu cellulaire de tout le corps, & qu'il s'y forme une très-grande quantité de graiſſes, le lait eſt ordinairement en petite quantité, & ſouvent ſe ſupprime, parce que, dans ce cas, les humeurs superflues pour la nutrition, au lieu de se porter aux seins, se déposent dans le tissu cellulaire.

7°. Lorsque le sens universel est lésé par de vives douleurs dans des femmes qui ont les vaisseaux susceptibles de spasme; le lait diminue & se supprime promptement dans les nourrices qui ont les vaisseaux secrétoires du lait, forts & élastiques.

8°. Lorsque l'action musculaire est lésée, soit par le rhumatisme ou par la goutte qui ne permet pas à la nourrice de faire de l'exercice; le lait ne diminue pas, si toutes les autres fonctions sont en bon état, & si la Nourrice prend suffisamment de nourriture; & même, quelquefois, dans ce cas, il est très-abondant; mais il est épais, il nuit à la santé de l'enfant, &, souvent, il s'arrête dans les vaisseaux des seins, il les engorge, & donne lieu aux tumeurs lymphatiques inflammatoires, & autres accidens.

489 Tous les virus vicient le lait qui, du sein de la nourrice, transportent dans le sang de l'enfant, le virus dont la nourrice est atteinte. On ne peut apercevoir, ni par l'inspection, ni par la saveur du lait, le vice qu'un virus

y a inſéré. Ce n'eſt que par la viſite de la nourrice, ou par ſon aveu, ou par celui des perſonnes qui la connoiſſent particulierement, qu'on peut découvrir ſi elle eſt ſujette à la goutte, aux dartres, au rhumatiſme; ſi elle a la galle, ou les écrouelles, ou le ſcorbut, ou la vérole, ou des glandes carcinomateuſes.

Si la nourrice eſt jeune, quand même elle auroit dans ſon ſang, le principe d'un des virus erratiques (§. 411) qui lui a été tranſmis par ſon pere ou ſa mere, on ne peut apercevoir aucun ſigne de ces virus qui ſont, ordinairement, en déliteſcence pendant la jeuneſſe; & ſi la nourrice, elle-même, & tous ceux qui la connoiſſent, aſſurent qu'elle eſt d'une bonne ſanté, on peut la prendre pour nourrice, car ſi on excluoit d'être nourrice, toutes les femmes nées de parens atteints de l'un des virus erratiques (§. 411), plus des trois quarts des enfans manqueroient de nourrices, en France. Mais on doit refuſer pour nourrices, toutes les femmes qui ont eſſuyé des attaques de l'un de ces virus erratiques; & même les meres qui ont eſſuyé ces attaques, ne doivent pas nourrir leurs enfans, parce que ces virus erratiques peuvent être beaucoup adoucis, & même détruits par le lait d'une jeune nourrice très-saine, si, ensuite, les enfans adoptent, pour leur vie, le régime, qui est prescrit contre ces virus (§. 411). Si les mères atteintes de l'un de ces virus, ne peuvent pas procurer à leurs enfans, des nourrices très-saines; elles doivent nourrir leurs enfans, de lait de chèvre, ou de lait de vache. Les femmes atteintes du virus scorbutique, du scrophuleux & du cancéreux; & même, celles qui sont nées de parens qui étoient atteints de ces virus, doiveut être exclus d'être nourrices. On doit nourrir de lait de chèvre ou de vache, les enfans de ces femmes, pour empêcher que des nourrices saines ne contractent ces virus.

Les mères galeuses ou vérolées, peuvent nourrir leurs enfans; mais il faut que, dès la fin du premier mois qu'elles donnent à téter, elles emploient le traitement & les remèdes, soit pour guérir la galle, soit pour guérir la vérole. Les nourrices qui allaitent des enfans nés de galeuses, & de vérolées, doivent aussi, dès le premier mois, s'assujettir au traitement de ces malaladies, & pour guérir l'enfant, & pour détruire en elles-mêmes, ces virus, à mefure que l'enfant les leur communique. Lorfque les virus exercent leur action, foit à l'habitude du corps, foit dans l'intérieur; fouvent ils diminuent ou fuppriment le lait, par le même mécanifme qu'ils diminuent, ou fuppriment les règles & les lochies.

Les caufes externes auxquelles les 490
nourrices font, le plus communément, expofées, font la pluie, la neige, l'immerfion dans l'eau froide, les odeurs, les objets de frayeur & de terreur, les corps qui produifent des contufions, des plaies, des fractures & des luxations.

L'immerfion dans l'eau froide, la pluie froide, & la neige, produifent fur le lait, les mêmes effets que l'air froid (§. 478).

Les odeurs défagréables n'altèrent pas, fenfiblement, la fecrétion, & l'excrétion du lait; mais les odeurs agréables, telles que celles des rofes, des violettes, & autres fleurs très-odoriférantes & très-fuaves; celles de l'ambre gris, du mufc & autres corps dont le parfum eft pénétrant, caufent fouvent la diminution & la fuppreffion du lait,

& d'autanr plus ſubitement, que les nourrices ont le genre nerveux plus irritable, & qu'elles ont les vaiſſeaux ſecrétoires des ſeins, plus forts, plus élaſtiques, plus ſuſceptibles de reſſerrement & de ſpaſme.

Les objets qui inſpirent de grandes frayeurs ou de grandes terreurs paniques, ou fondées, ſuppriment, ſubitement, le lait dans les nourrices qui ont beaucoup d'imagination, qui ont le genre nerveux très-irritable, qui ont les vaiſſeaux ſecrétoires des ſeins, élaſtiques & ſuſceptibles de reſſerrement, & de ſpaſme. Ces impreſſions de frayeur & de terreur, ne ſuppriment pas le lait dans les femmes qui ont les vaiſſeaux des ſeins, foibles & peu élaſtiques; mais ils en altèrent la qualité; on voit que les enfans qui tètent, peu de temps, après ces grandes frayeurs, ſont incommodés, ils vomiſſent le lait; ou il leur cauſe la diarrhée, ou quelqu'autre léſion de la digeſtion.

Les plaies, les hémorragies produites par des coups & des chûtes, cauſent une évacuation d'humeurs, qui diminue la maſſe des humeurs deſtinées à former le lait; &, par conſéquent, la quantité du lait eſt diminuée, ou il eſt ſupprimé.

Les contuſions, les inflammations, les fractures, & les luxations produites par des chûtes & des coups, cauſent un engorgement dans les parties bleſſées ; & cet engorgement détourne des ſeins, l'humeur laiteuſe, & par conſéquent diminue ou ſupprime le lait.

Les douleurs qui accompagnent les bleſſures, les fractures & les luxations, diminuent & ſuppriment ſouvent le lait.

Les morſures des animaux venimeux, les poiſons, les exhalaiſons méphitiques & peſtilentielles, vicient le lait, en diminuent la quantité, le ſuppriment & cauſent des déſordres encore plus graves. Heureuſement que les impreſſions de ces cauſes externes ſont rares. Les moyens de remédier à ces cauſes externes, ſont ceux indiqués (§. 26) & dont on parlera, avec plus de détail, dans la vingt-deuxième Claſſe.

SECTION III.

Des Excrétions extraordinaires particulieres au Sexe.

Les excrétions extraordinaires particulières au ſexe, ſont les fleurs blanches, les pertes blanches & rouges, 491 les hémorragies utérines, les excrétions ſanguinolentes, ſanieuſes & purulentes par le vagin; les excrétions ſéreuſes ſanguinolentes, ſanieuſes & purulentes par les mamelons.

Nous avons aſſigné dans les §§. précédens, les diverſes cauſes qui produiſent les fleurs blanches, & les pertes utérines blanches & rouges. Les hémorragies utérines ſont ſouvent produites par les mêmes cauſes que les pertes; quelquefois, elles ſont cauſées par le déchirement, & la rupture de la matrice, qui, quelquefois, a lieu dans de violens efforts pour l'accouchement; quelquefois ces déchiremens ſont la ſuite de l'imprudence des ſages-femmes, ou des Accoucheurs ignorans, qui arrachent avec effort le placenta, ou qui donnent des coups d'ongle dans la matrice; quelquefois les hémorragies utérines ſont cauſées par un cancer qui a ſon ſiége dans les parois de la matrice. Les excrétions ſéreuſes ſont cauſées par la ſurabondance des ſéroſités dans le ſang, & quelquefois, elles ſont l'effet de l'hydropiſie de la matrice qui ſe guérit ſouvent par cette voie. Les excrétions ſanieuſes & ſanguinolentes, qui ſont produites par le cancer, ſont beaucoup plus âcres & plus irritantes & plus fétides que celles qui ſont cauſées par un polype dans la matrice. Les excrétions purulentes, qui ont lieu par le vagin, ſont l'effet d'un abcès ulcéré dans les parois de la matrice ou du vagin. Les excrétions ſéreuſes, & ſanguinolentes qui ont lieu par les mamelons, ſont cauſées par des obſtructions dans les ſeins, & ſouvent par des ſquirres, & des carcinomes. Les excrétions purulentes par les mamelons, ſont l'effet d'un abcès dans les ſeins.

De toutes les excrétions extraordi- 492.
naires particulieres au ſexe, celles qui ſont les moins redoutables, ſont les fleurs blanches; cependant elles exigent la plus grande attention de la part du Médecin.

Beaucoup de femmes ont habituellement des fleurs blanches; d'autres en ont, périodiquement, avant & après les règles; d'autres n'en ont que de temps en temps. Quoique les fleurs blanches incommodent peu, ſur-tout lorſqu'elles ne ſont pas aſſez âcres, ni aſſez irritantes pour cauſer des démangeaiſons, & des cuiſſons; beaucoup de femmes cherchent à s'en délivrer, ſoit par des injections aſtringentes, ſoit par des astringens pris intérieurement, soit par des sudorifiques, soit par des purgatifs; mais cette suppression cause presque toujours des maladies graves, surtout quand elle a été effectuée par des astringens.

Quelques femmes, sans avoir en vue de faire passer leurs fleurs blanches, les suppriment en se lavant souvent avec de l'eau fraîche, ou avec de l'eau à laquelle elles ajoutent du vinaigre ou de l'eau de lavande, ou quelques autres eaux spiritueuses. Toutes ces lotions fortifient les vaisseaux du vagin, & de la matrice, & par ce moyen, diminuent, ou suppriment les fleurs blanches. Les fleurs blanches sont souvent supprimées par le froid, par des frayeurs, & par quelqu'une des causes qui suppriment les règles.

De quelque manière que les fleurs blanches aient été supprimées, le Médecin doit veiller, avec beaucoup d'attention, à la santé des femmes qui en étoient atteintes, quand même les fleurs blanches auroient été erratiques, & auroient paru très-rarement; à plus forte raison, si elles étoient périodiques ou habituelles.

493 Nous avons vu (Section précédente)

que la diſpoſition qui donne lieu aux fleurs blanches, eſt la foibleſſe des vaiſſeaux lymphatiques de la matrice & du vagin ; & que les cauſes qui les produiſent, ſont, tantôt, l'épaiſſiſſement des humeurs, tantôt l'âcreté des humeurs, tantôt des virus qui ſont en déliteſcence, tantôt des diminutions, ou ſuppreſſions d'excrétions, tantôt des léſions de fonctions principales, & tantôt des cauſes externes.

Par quelques cauſes que les fleurs blanches habituelles périodiques, ou erratiques ſoient produites, l'obſervation apprend que leur ſuppreſſion eſt preſque toujours ſuivie de maladies compoſées plus ou moins graves. Lorſqu'elles étoient cauſées par des humeurs épaiſſes, leur ſuppreſſion eſt ordinairement ſuivie d'obſtructions dans les viſcères, Lorſqu'elles étoient cauſées par des humeurs âcres ; leur ſuppreſſion eſt ſuivie, ou de douleurs vagues, ou de l'irritation du genre nerveux, ou de la paſſion hyſtérique, ou de crachement de ſang, ou de la pulmonie, ou de quelques autres ſuppurations internes, ou de fièvres lentes, &c. Lorſqu'elles étoient cauſées par le virus goutteux, ou le dartreux, ou le rhumatiſmal; ſi après leur ſuppreſſion, la goutte ne ſe manifeſte pas aux articulations, s'il ne ſurvient pas des dartres, ou des rhumatiſmes, ces virus ſe dépoſent ſur quelques viſcères, & cauſent des maux à-peu-près pareils, mais qui ſont des progrès plus rapides que ceux qui ſont produits par les humeurs âcres ci-deſſus.

On doit regarder les fleurs blanches, ſoit les habituelles, ſoit les périodiques, ſoit les erratiques, comme des évacuations ſalutaires; attendu qu'elles ſont toujours cauſées, ou par des humeurs épaiſſes, ou par des humeurs âcres, ou par un des virus erratiques (§. 411). L'obſervation apprend, que beaucoup de femmes, nées de peres & meres atteints de l'un de ces virus, ont été préſervées, pendant long-temps, par des fleurs blanches, de l'impreſſion de ces virus à l'habitude du corps; & qu'elles n'ont eſſuyé, ſoit des attaques de goutte, ſoit des rhumatiſmes, ſoit des éruptions dartreuſes, ſoit des douleurs vagues, ſoit des inſomnies, ſoit des crachemens de ſang, ſoit des hémorragies, ſoit la paſſion hyſtérique, ſoit des fièvres lentes, que lorſque leurs fleurs blanches ont été ſupprimées.

Les Médicastres, qui emploient des médicamens pour faire cesser & supprimer les fleurs blanches, sont donc des gens pernicieux dans la société.

Il y a des fleurs blanches qui sont 494
accidentelles: telles sont celles qui succèdent à la diminution, ou à la suppression d'une excrétion quelconque: telles sont celles qui succèdent à la lésion de quelque fonction principale; telles sont celles qui succèdent à l'impression de quelque cause externe.

Losqu'une femme est atteinte, pour la première fois de sa vie, de fleurs blanches à la suite de la diminution, ou suppression de quelque excrétion, ou à la suite de la lésion de quelqu'autre fonction principale; par exemple, à la suite de quelque lésion de la digestion, ou à la suite de l'impression de quelque cause externe, le Médecin doit s'occuper, soit à rétablir l'excrétion qui a été supprimée, soit à dissiper les lésions de la fonction principale, soit à remédier à l'impression de la cause externe. Souvent les fleurs blanches cessent, lorsqu'on a remédié aux causes ci-dessus. Alors on ne doit point être inquiet de la suppression des fleurs blanches, accidentelles, si on n'a employé que les remèdes indiqués par les lésions ci-dessus, & si on n'a fait aucun remède pour arrêter les fleurs blanches. Mais si les fleurs blanches ne cessent pas, après que les lésions ci-dessus sont dissipées, la prudence exige que le Médecin ne fasse aucun remède pour arrêter les fleurs blanches, parce qu'il ne peut pas être assuré qu'elles ne sont pas causées par l'un des virus (§. 411) qui est en délitescence.

Lorsque les fleurs blanches, soit les habituelles, soit les périodiques, soit les erratiques, soit les accidentelles, sont très-abondantes, on les nomme pertes blanches.

Lorsqu'on voit que les fleurs blanches, très-abondantes, ou les pertes blanches, affoiblissent & épuisent; ce qui arrive aux femmes qui sont très-frêles, très-délicates & très-maigres; on doit s'occuper à modérer la cause qui les produit, par le moyen des traitemens qui sont prescrits, Section XIV. Mais dans tous les cas, on doit bien se garder de fortifier les vaisseaux du vagin & de la matrice par des injections astringentes & toniques, ou par d'autres topiques de cette espèce.

495. Beaucoup de femmes ont, de temps

en temps, des règles très-abondantes, & quelquefois des pertes médiocres; ces excrétions extraordinaires sont très-avantageuses pour les femmes pléthoriques; pour celles qui sont sujettes aux embarras, aux pesanteurs de tête; & elles sont souvent des crises salutaires pour les femmes qui sont atteintes de la seconde ou troisieme espèce d'inflammation (§. 284).

Les traitemens des excrétions extraordinaires particulières au sexe, sont prescrits dans la Section XIV de cette Classe.

SECTION. IV.

Des Excrétions récrémentitielles & excrémentitielles extraordinaires de la première & de la seconde espèce communes aux deux Sexes.

La salive, les sucs digestifs, les sucs 496
nourriciers, & le fluide nerveux, sont les principales excrétions récrémentitielles, communes aux deux sexes.

Les autres excrétions récrémentitielles, les moins importantes, qui sont communes aux deux sexes, sont cités (§. 444, art. 3). Lorsque ces excrétions péchent en quantité & en qualité,

& qu'elles sont jointes à des maladies composées aiguës ou chroniques, elles sont des excrétions extraordinaires de la première espèce (§. 444, art. 4).

Les excrétions récrémentitielles extraordinaires, sont ordinairement jointes à des maladies dont elles sont causes ou effets. Quelquefois, ces lésions des excrétions récrémentitielles, existent constamment dans des individus en qui on n'aperçoit aucune autre lésion: alors elles sont des maladies simples, qui, si on n'y remédie, ne tardent pas à être suivies de maladies composées.

Dans la première Classe, nous avons décrit les excrétions extraordinaires de la salive, en décrivant les principaux vices de cette humeur.

Dans la deuxième & dans la cinquième Classe, en décrivant les vices des sucs digestifs, nous avons décrit les excrétions extraordinaires de ces sucs; nous avons décrit les causes de ces excrétions extraordinaites & leurs effets; & nous avons prescrit les traitemens convenables à chacune de ces espèces de lésions.

Nous parlerons dans la Clasie des lésions de la nutrition, des mauvaises qualités, & des vices de quantité des sucs nourriciers.

Dans la Classe des lésions du sens universel, nous parlerons des lésions du fluide nerveux. Nous ferons la description des vices des autres humeurs récrémentitielles, communes aux deux sexes les moins importantes dans les autres Classes des lésions des fonctions, à l'usage desquelles ces humeurs sont destinées ; & nous prescrirons les traitemens qui conviennent à ces vices des humeurs, lorsqu'ils sont partie de maladies composées dont ils sont causes ou effets. En conséquence nous nous dispenserons, dans cette Classe, de parler des excrétions récrémentitielles extraordinaires de la première espèce, & qui ont lieu dans les maladies composées.

Les excrétions excrémentitielles communes aux deux sexes, sont, tout ce qui est expulsé du corps, par la bouche, par les narines, par les yeux, par les oreilles, par la peau, par l'urètre, & par le fondement. 497

Lorsque ces excrétions excrémentitielles sont en plus grande, ou en moindre quantité qu'à l'ordinaire, & lorsqu'elles sont d'une qualité différente de l'état ordinaire ; elles sont lésées, & ce sont des excrétions extraordinaires.

Lorsque ces excrétions excrémentitiellcs extraordinaires, sont jointes à des maladies composées aiguës ou chroniques, dont elles sont ordinairement les effets, elles sont des excrétions extraordinaires de la première espèce (§. 444, art. 4).

Nous avons vu, dans la Classe précédente, que quelqu'une, ou plusieurs de ces excrétions excrémentitielles dans les maladies aiguës, & dans les maladies chroniques, péchent en qualité ou en quantité. Par exemple, nous avons déja vu que, dans toutes les fièvres humorales, & dans les maladies inflammatoires, les selles, les urines, & les excrétions par la peau, péchent en qualité &en quantité; & même qu'elles sont, quelquefois, supprimées. Nous avons vu que ces mêmes excrétions excrémentitielles, péchent en quantité & en qualité, dans les maladies chroniques dont nous avons parlé, & dont nous avons prescrit les traitemens dans les Classes précédentes. Nous verrons, dans les Classes suivantes, que ces excrétions excrémentitielles, péchent en quantité & en qualité, & même sont supprimées dans d'autres maladies aiguës & chroniques, dont nous ferons la description, & dont nous prescrirons les traitemens.

Puisque, dans les autres Classes, nous prescrivons les traitemens des maladies composées, auxquelles sont jointes des excrétions excrémentitielles extraordinaires de la première espèce, & puisque ces lésions des excrétions excrémentitielles, sont ordinairement les effets des maladies composées, auxquelles elles sont jointes, nous nous dispenserons, dans cette Classe, de parler des excrétions excrémentitielles extraordinaires de la première espèce, qui sont jointes aux maladies composées dont elles sont les effets.

Dans cette Classe nous ferons, par- 498
ticulièrement, la description des excrétions excrémentitielles extraordinaires de la seconde & quatrième espèce, qui sont communes aux deux sexes, & qui existent, soit habituellement, ou le jour, ou la nuit; soit, de temps en temps, & périodiquement; soit, de temps en temps, & erratiquement dans des individus qui sont en santé, & qui, seulement, sont incommodés par ces excrétions excrémentitielles extraordinaires; mais qui aux lésions près, de ces excrétions extraordinaires de la

seconde espèce, n'éprouvent aucune lésion notable, & constante dans leurs antres fonctions. Nous expliquerons les circonstances dans lesquelles ces excrétions extraordinaires de la seconde espèce sont utiles ; & les circonstances dans lesquelles elles sont nuisibles.

Dans la Section XV, nous prescrirons les moyens pour les entretenir, lorsqu'elles seront utiles ; les moyens pour les rétablir lorsqu'elles sont supprimées ; les moyens de suppléer à leur suppression ; & les moyens convenables pour les diminuer, & les arrêter lorsqu'elles sont nuisibles.

499 Les excrétions extraordinaires de la seconde espèce (§. 444, art. 4) qui sont communes aux deux sexes, soit habituellement, soit périodiquement, sont tout ce qui est expulsé du corps par les voies communes aux deux sexes, soit erratiquement dans des individus qui ne sont pas malades, & dont la qualité est différente de ce qui est expulsé dans l'état naturel par ces mêmes voies, & dont la quantité excède ce qui est expulsé dans l'état naturel, & dont la manière de l'expulsion est différente de l'état naturel ; ce qui sera

expliqué dans les paragraphes ſuivants.

Nous parlerons des excrétions excrémentitielles extraordinaires de la quatrième eſpèce (§. 444, art. 5) qui ſont communes aux deux ſexes, dans la Section ſuivante.

Les excrétions excrémentitielles ex- 500
traordinaires de la ſeconde eſpèce, qui ont lieu par la bouche, dans des individus des deux ſexes qui ne ſont pas malades, ſont les ſuivantes.

1°. Lorſque la ſalive eſt très-lympide, très-fluide, ſans ſaveur, & en quantité ſuffiſante pour humecter & amollir les alimens, en faciliter la déglutition, & concourir à la digeſtion, elle eſt une humeur récrémentitielle (§. 444) qu'on doit avaler, & qu'on ne doit pas cracher; mais lorſque la ſalive eſt en très-grande quantité, lorſquelle eſt très-épaiſſe, lorſqu'elle eſt glaireuſe, & viſqueuſe, lorſqu'elle eſt ſalée, âcre, aigre, ou amère, ou de quelqu'autre ſaveur; dans tous ces cas, elle eſt très-déſagréable au goût, elle incommode, on ne peut la conſerver dans la bouche, ni l'avaler; on eſt obligé, à tout moment, de la cracher, parce que, par ſa très-grande quantité, ou par ſes mauvaiſes qualités, elle eſt devenue une matière excrémentitielle qui doit être évacuée. Ces crachats sont une excrétion excrémentitielles extraordinaire de la seconde espèce (§. 444, art. 4), lorsqu'ils ont lieu, soit habituellement, soit périodiquement, soit erratiquement, dans des individus, qui, à ces excrétions près, sont en santé, qui n'ont pas changé de genre de vie, qui n'ont pas commis de nouveaux abus, qui n'ont pas essuyé de nouvelles causes accidentelles, depuis peu; & en qui, enfin, on ne voit d'autres causes de ces excrétions extraordinaires de la seconde espèce, que leurs abus habituels, ou des vices de leur constitution, ou leur âge avancé.

Si ces individus sujets à ces excrétions extraordinaires de la seconde espèce, essuient quelques causes accidentelles, telles que le froid qui diminuera beaucoup, en eux, la transpiration; s'ils commettent de nouveaux abus plus violens qu'à l'ordinaire, leurs excrétions extraordinaires, ou augmenteront en quantité, ou deviendront de plus mauvaise qualité; ou les organes excrétoires foibles s'engorgeront, leurs humeurs vicieuses reflueront sur d'autres organes, & de là, s'ensuivront des maladies dont

dont nous preſcrirons les traitemens dans cette Claſſe.

2°. Dans la jeuneſſe, & dans l'état très-ſain, il ne doit ſortir de la poitrine, par la bouche, & par les narines, qu'une humeur très-fine qui eſt entraînée ſous forme de vapeur, par l'air qu'on reſpire; & cette humeur fine, qui s'exhale continuellement de la poitrine, eſt en partie, une tranſpiration du poumon, & en partie, une humeur qui ſe ſépare dans la trachée-artère & dans les bronches, qui les humecte, & qui entretient leur flexibilité, & leur élaſticité, & qui les garantit du contact immédiat de l'air qui les deſſécheroit, & détruiroit ces organes.

Lorſque cette humeur de la trachée-artère & des bronches, devient, par quelque cauſe que ce ſoit, ou très-abondante & très-ſéreuſe, ou épaiſſe, viſqueuſe, ou glaireuſe, ou ſalée, ou âcre, on eſt obligé d'expectorer ſouvent avec toux, & toujours avec effort, de la part des organes de la reſpiration, ces matières qui ſont tantôt une ſéroſité fade, inſipide; tantôt une ſéroſité âcre, ou ſalée; tantôt c'eſt une matière glaireuſe, tranſparente; tantôt c'eſt une matière glaireuſe, griſâtre, noirâtre;

tantôt, c'est nne matière visqueuse, blanchâtre ou jaunâtre, ou verdâtre. Toutes ces sortes d'expectorations sont des excrétions excrémentitielles extraordinaires de la seconde espèce, lorsque elles ont lieu dans des individus qui sont dans les circonstances art. 1°.

3°. Dans la jeunesse & dans l'état très-sain, il se forme dans les narines, une humeur très-limpide, très-peu visqueuse, dont l'usage est d'humecter la membrane pituitaire, & de garantir les papilles nerveuses de l'odorat, du desséchement qui seroit causé par l'air; & ensuite, cette humeur se répand dans la gorge & dans la bouche, soit par derrière le voile du palais, soit par le conduit palatin, où elle se mêle avec la salive pour servir à la déglutition & à la digestion: & cette humeur, dans l'état sain, doit être presqu'insipide, elle ne doit point irriter les narines au point d'exciter à se moucher, & ne doit pas être assez visqueuse pour embarrasser & boucher les narines; enfin elle doit exciter, très-rarement, à se moucher. Mais dans l'état contre-nature, cette humeur est ou salée ou âcre, & picotante, & trop abondante; ou elle distille des narines, ou elle excite fréquemment à ſe moucher; ou elle eſt très-glaireuſe, très-viſqueuſe & très-épaiſſe, elle embarraſſe, & bouche les narines, elle oblige à ſe moucher fréquemment; ou une partie de cette humeur viſqueuſe s'attache derrière le voile du palais, ſe répand ſur le pharynx, & étant trop épaiſſe pour couler, facilement, dans l'œſophage, elle irrite l'épiglotte & la glotte; elle excite ces organes à des contractions qui, aidées par l'action de l'air qui eſt fortement pouſſé par le poumon, expulſent ces humeurs par la bouche. Cette excrétion de matières épaiſſes qui coule des narines dans la bouche, & qui, enſuite, ſont expulſées par la bouche, avec des efforts de la part des organes de la reſpiration, ſont des excrétions excrémentitielles extraordinaires de la ſeconde eſpèce, dans des individus qui ſont dans les circonſtances, art. premier.

Ces excrétions par la bouche, varient dans les divers individus: dans les uns, ces excrétions ſont ſéreuſes, inſipides, ou fades; dans d'autres elle ſont ſéreuſes, aigres ou âcres, ou ſalées, ou amères; dans les autres, elles ſont épaiſſes, viſqueuſes & tranſparentes; dans d'autres, elles ſont épaiſſes viſqueuses, verdâtres, ou jaunâtres & de mauvais goût ; dans d'autres, elles ont ou une saveur miellée, ou sucrée, qui est désagréable. Ces excrétions varient pour leur quantité, pour leur durée, & pour le temps de leur retour. Dans plusieurs individus, ces excrétions extraordinaires, sont très-abondantes & en grande quantité : dans d'autres individus, elles sont en petite quantité ; dans d'autres, elles sont habituelles & ont lieu tous les jours, soit le matin, soit le soir, soit dans la nuit ; dans les uns, ces excrétions habituelles se répètent très-souvent, soit dans le cours de la journée, soit dans le cours de la nuit ; dans les autres, ces excrétions habituelles, qui ont lieu tous les jours, ne se répètent que quelquefois, soit dans le cours de la journée, soit dans le cours de la nuit.

Dans plusieurs individus, & surtout dans les femmes, ces excrétions extraordinaires par la bouche, sont périodiques ; & elles ont lieu, soit avant, soit après, soit pendant les règles ; elles ont lieu périodiquement sur-tout dans des femmes qui ne sont pas réglées, soit à cause de quelques vices de constitution, soit à cause de l'âge de quarante-cinq à cinquante ans. Dans ces cas de défaut de règles, ces excrétions extraordinaires, ſuppléent quelquefois aux règles.

Ces excrétions extraordinaires ſont quelquefois périodiques dans les hommes, mais cela eſt rare ; elles ſont plus communément habituelles, ou erratiques dans les hommes.

Dans pluſieurs individus, ces excrétions erratiques ont lieu fréquemment ; quelques-uns ne paſſent pas ſept à huit jours ſans les éprouver ; d'autres paſſent, quelquefois quinze jours ou trois ſemaines, ou un mois ſans les reſſentir ; d'autres les éprouvent quelquefois, pendant un temps de l'année, quatre à cinq fois dans un mois ; enſuite ils ſont deux ou trois mois ſans s'en apercevoir ; d'autres individus n'éprouvent ces excrétions extraordinaires erratiques, que dans les changemens de ſaiſons ; tantôt ils les eſſuient au commencement, tantôt au milieu, tantôt à la fin d'une ſaiſon.

Le jeune Médecin découvrira facilement, dans chaque individu, la cauſe de ces variétés, de quantité, de qualité, de durée & de retour de ces excrétions, en faiſant attention aux cauſes de ces excrétions, qui seront détaillées dans cette Section, & en faisant attention au genre de vie de chaque individu, & à ces abus ou excès.

501 Les excrétions extraordinaires de la seconde espèce, qui ont lieu par les narines dans les deux sexes sont :

1°. L'écoulement très-fréquent des sérosités par les narines, dont nous venons de parler : on voit des individus qui ont à tout moment, une goutte de sérosité au bout du nez : cette sérosité, dans quelques invidus, est âcre & picotante, elle irrite la membrane pituitaire, & cause de fréquens éternuemens : dans d'autres individus, cette humeur n'est ni âcre, ni salée, ni picotante, elle ne cause point d'irritations, ni d'éternuemens, elle oblige seulement à s'essuyer le nez, & à se moucher très-fréquemment.

2°. L'excrétion abondante de matières glaireuses, visqueuses, dont nous venons de parler, qui bouchent les narines, cause l'enchifrenement, diminue ou empêche l'odorat, & oblige à se moucher très-souvent, & avec beaucoup d'effort, pour expulser par les narines, ces matières glaireuses, épaisses & très-tenaces. Ces excrétions extraordinaires de la ſeconde eſpèce par les narines, éprouvent dans les divers individus, les mêmes variétés, que les excrétions extraordinaires par la bouche dans les divers individus (§. 500 art. 3).

Les excrétions extraordinaires de la ſeconde eſpèce, qui ont lieu par les yeux dans les deux ſexes, ſont: 502

1° Un larmoiement très-fréquent & très-abondant, d'une humeur très-limpide, qui, dans quelques individus, n'eſt ni âcre, ni ſalée & ne cauſe aucun mouvement extraordinaire dans les paupieres, ni aucune irritation dans les yeux. Dans d'autres individus, cette humeur eſt ſalée, ou âcre, & fort irritante; elle picotte les yeux, & les paupieres, cauſe de fréquentes contractions des paupieres qui ſe ferment ſouvent, & reſtent fermées, pendant quelque tems, d'une manière convulſive. L'irritation que cette humeur cauſe aux paupieres & aux yeux, produit une rougeur & une eſpèce d'inflammation dans ces organes.

2°. Une matière très-épaiſſe, fournie par la glande lacrymale & par les glandes des paupieres, qui étant très-groſſière, & trop peu fluide pour être admiſe dans les points lacrymaux, &

descendre dans les narines, se répand sur l'œil, obscurcit la vue, s'attache aux cils, les colle les uns aux autres, & colle les paupieres pendant la nuit, au point que le matin, on ne peut ouvrir les yeux sans se mouiller les paupieres, ou sans arracher les cils. Dans quelques individus, ces humeurs épaisses sont âcres, elles causent des irritations & rougeurs dans les yeux & les paupieres; dans d'autres individus, elles ne causent ni irritation, ni rougeur.

503 Les excrétions extraordinaires de la seconde espèce, par les oreilles, dans les deux sexes, sont:

1°. Un écoulement plus ou moins abondant de sérosités par les oreilles, dans quelques individus; ces sérosités sont très-irritantes, elles picotent la menbrane du tympan, ainsi que le conduit auditif externe, & y causent des démangeaisons, de la chaleur, & des tintemens d'oreilles: dans d'autres individus, ces sérosités ne sont pas âcres, & ne causent ni douleur, ni chaleur, ni démangeaison.

2°. Des humeurs beaucoup plus épaisses que le *cerumen* ordinaire, qui sont en très-grande quantité, qui bouchent le conduit auditif externe, qui diminuent & empêchent l'ouie.

504 Les excrétions extraordinaires de la ſeconde eſpèce qui ont lieu par la peau, dans les deux ſexes, ſont des ſueurs abondantes par tout le corps, ou ſeulement dans quelques parties du corps. Dans quelques individus, ces ſueurs ont lieu par-tout le corps, toutes les nuits; dans d'autres individus, ces ſueurs qui ont lieu, toutes les nuits, n'exiſtent que dans quelques parties du corps; quelques-uns n'éprouvent ces ſueurs qu'à la tête; d'autres à la poitrine; d'autres aux bras, aux mains; d'autres aux cuiſſes & aux jambes; d'autres, ſeulement, aux pieds; & d'autres aux aines. Dans quelques individus, ces ſueurs ont lieu, à pluſieurs repriſes, pendant le jour. Dans quelques individus, ces ſueurs générales ou particulières, ſont très-fœtides: dans d'autres, elles ont une odeur peu deſagréable; dans d'autres, elles n'ont preſque point d'odeur.

505 Les excrétions extraordinaires de la ſeconde eſpèce qui ont lieu par l'urètre dans les deux ſexes, ſont:

1°. Des urines très-abondantes qui ſont crues & pareilles à de l'eau.

2°. Des urines qui ſont fort troubles, & fort épaiſſes.

3°. Des urines qui sont d'une couleur jaune, trés-foncée, & rougeâtre.

4°. Des urines qui sont très-chaudes, très-âcres, très-picotantes, & qui causent de la douleur, & de la cuisson au passage, & de très-fréquents besoins d'uriner. Dans quelques individus, ces vices des urines sont toujours les mêmes; dans d'autres individus, ces vices varient: par exemple, quelques individus ne sont sujets qu'à avoir des urines crues & très-abondantes pendant la nuit; d'autres les ont de cette qualité & quantité pendant le jour. Quelques individus sont sujets à avoir les urines, tantôt crues & très-abondantes, tantôt elles sont très-troubles & très-épaisses, tantôt elles sont fort rouges & fort âcres; & ces variétés ont souvent lieu, sans que ces individus aient commis des abus, & sans qu'ils se soient éloignés de leur genre de vie ordinaire.

506 Les excrétions extraordinaires de la seconde espèce, qui ont lieu par les selles, dans les deux sexes, sont: 1°. des diarrhées séreuses; 2°. des diarrhées glaireuses; 3°. des diarrhées bilieuses; 4°. des diarrhées stercorales.

Toutes les excrétions excrémentitielles extraordinaires (depuis le §. 500, jusqu'à celui-ci) ne sont des excrétions extraordinaires de la seconde espèce, que lorsqu'elles ont lieu, soit habituellement, soit périodiquement, soit erratiquement, dans des individus qui, à ces excrétions extraordinaires près, sont en santé, & qui sont dans les mêmes circonstances que les individus (§. 500, art. 1. Toutes les excrétions excrémentitielles extraordinaires de la seconde espèce, depuis le §. 500, jusqu'à présent, sont différentes, soit pour la qualité, soit pour la quantité, soit pour la durée, soit pour les retours, dans les divers individus, ainsi que les excrétions par la bouche (§. 500, art. 3.)

Toutes les excrétions excrémenti- 50
tielles extraordinaires de la seconde espèce, depuis le §. 500, jusqu'à 506, soit qu'elles aient lieu habituellement, ou périodiquement, ou erratiquement; soit qu'elles soient en grande, ou très-petite quantité, soit qu'elles aient lieu fréquemment ou rarement, soit qu'elles soient plus ou moins incommodes, doivent être regardées, lorsqu'elles ne sont pas excessives, comme étant toujours autant avantageuses à la santé, que l'excrétion naturelle des règles l'est à la santé des femmes, depuis l'âge de

treize à quatorze ans, jusqu'à celui de quarante à quarante-cinq. Elles ne different que par le plus ou le moins d'utilité. Leur utilité est toujours en raison de la plus grande ou de la moindre quantité des humeurs qui est évacuée.

Par exemple, l'une de ces excrétions extraordinaires, est de la plus grande utilité aux gens qui, habituellement, mangent avec excès, lorsqu'elle évacue complettement toutes les humeurs superflues qui résultent de l'excès habituel des alimens : elle est de la plus grande utilité, lorsque, dans un individu qui a passé l'âge de quarante-cinq ans, & qui mange autant qu'il faisoit à vingt-cinq, elle évacue autant d'humeurs qu'il y en a de retenues par la diminution de l transpiration insensible qui, à quarante-cinq ans, est beaucoup moins abondante qu'elle ne l'étoit à vingt-cinq ans. Elle est très-utile, lorsque, dans un individu qui est atteint de quelqu'un des virus erratiques, & qui a quelque viscère foible, elle évacue assez d'humeurs pour que le viscère foible ne soit pas surchargé, & engorgé; ce qui entraîneroit l'action du virus sur ce viscère foible.

Ces excrétions extraordinaires sont

moins utiles, lorſqu'elles ne ſont pas en quantité ſuffiſante pour évacuer le ſuperflu des humeurs, & pour préſerver de la pléthore; elles ſont moins utiles, lorſque les évacuations ne ſuffiſent pas pour préſerver un viſcère foible de l'engorgement. Dans ces cas elles n'ont d'autre utilité, que de retarder & de diminuer les maladies compoſées que les cauſes des excrétions extraordinaires peuvent produire.

Les deſcriptions qui ſont faites dans les Paragraphes ſuivants, des diverſes cauſes de ces excrétions extraordinaires, relativement aux diverſes conſtitutions individuelles, éclaireront ſur la plus grande ou moindre utilité de ces évacuations dans chaque individu.

Les excrétions excrémentitielles ex- 508
traodinaires, de la deuxième eſpèce, ne ſont pas très-communes dans les enfans & dans les jeunes gens des deux ſexes, parce que, dans l'enfance & dans la jeuneſſe, la tranſpiration eſt extrêmement abondante, & qu'elle ſuffit pour évacuer les humeurs ſuperflues, &, même, pour diminuer l'action des virus héréditaires, qui ſont, preſque toujours, en déliteſcence dans les enfans & dans les jeunes gens. Les enfans

& les jeunes gens, de 15 à 16 ans, ne commettent pas, ordinairement, tous les abus qui, à la longue, causent les excrétions extraordinaires; cependant les enfans & les jeunes gens, des deux sexes, ne sont pas à l'abri des excrétions extraordinaires : dans les uns, elles sont causées par des excès habituels d'alimens, ou par des alimens de mauvaise qualité, ou par d'autres abus habituels : dans les autres, elles sont causées par des vices des humeurs : dans d'autres, elles sont causées par des virus héréditaires : dans d'autres, elles sont causées, uniquement, par la foiblesse & le peu d'élasticité de quelques organes secrétoires & excrétoires. Lorsque ces excrétions extraordinaires n'ont d'autre cause que la foiblesse & le peu d'élasticité des organes secrétoires & excrétoires, dans lesquels ces excrétions extraordinaires ont lieu, elles cessent, souvent, dans l'âge nubile, lorsque les règles se sont établies bien régulièrement; elles cessent aussi, souvent, dans les jeunes garçons, à l'âge de puberté; soit parce qu'alors, ils font des exercices plus forts, & que leurs vaisseaux deviennent plus élastiques; soit, parce qu'à cet âge, il s'établit en eux, une nouvelle ſecrétion, & excrétion, qui eſt celle de la ſemence.

Le plus grand nombre des individus des deux ſexes, qui ont atteint l'âge de 40 ans, ſont ſujets à quelqu'excrétion extraordinaire de la deuxième eſpèce. La raiſon pour laquelle ces excrétions extraordinaires ſont très-communes, dans les gens d'environ 40 ans, ſont, 1° qu'à cet âge, on a commis beaucoup d'abus habituels, qui ont altéré la maſſe des humeurs, & affoibli, ou engorgé quelques organes.

2°. A cet âge, la tranſpiration inſenſible eſt beaucoup diminuée; en conſéquence, toutes les humeurs ſuperflues, & de mauvaiſe qualité, ne peuvent pas être expulſées.

3°. Les virus erratiques (§. 411) ſont communément en déliteſcence juſqu'à 40 ans; c'eſt à cet âge, environ, qu'ils commencent à faire leurs impreſſions; ou bien ils ſont remplacés par les excrétions extraordinaires (§. 412, 413, 414).

Les jeunes Médecins doivent être 509
d'autant plus exacts à s'informer de leurs malades, s'ils ſont ſujets à quelques excrétions excrémentitielles extraordinaires de la deuxième eſpèce, que

la suppression de quelqu'une de ces excrétions, est souvent la cause de la maladie, qu'ils ont à traiter.

Les jeunes Médecins doivent distinguer ces excrétions excrémentitielles extraordinaires de la deuxième espèce, soit habituelles, soit périodiques, soit erratiques, des excrétions excrémentitielles dont la quantité est souvent augmentée, & la qualité souvent altérée par des causes accidentelles & passagères (§. 444, art. 1), ainsi que des excrétions extraordinaires de la première espèce (§. 444, art. 4).

1°. Les excrétions excrémentitielles naturelles, dont la quantité est augmentée, & la qualité altérée par des causes accidentelles & passagères, n'ont, ordinairement, point de suite, & il est peu difficile d'y remédier.

Par exemple, l'air froid, qui diminue la transpiration insensible, cause ou l'augmentation de la salive, ou l'augmentation des urines, ou l'augmentation de l'humeur lacrymale, ou l'augmentation de l'humeur des narines, dans les individus qui ont l'un des organes secrétoires & excrétoires de ces humeurs, beaucoup plus foibles, que tous les autres organes secrétoires

& excrétoires. L'air très-froid, diminuant beaucoup la tranſpiration, cauſe l'augmentation des quatre excrétions ci-deſſus, dans des individus qui ont les organes ſecrétoires & excrétoires des quatre humeurs ci-deſſus, d'une égale force, & d'une égale élaſticité; mais qui, tous les quatre, ſont un peu moins forts, & un peu moins élaſtiques, que tous les autres viſcères, & organes de ces individus.

L'air très-chaud, les grands exercices, les grands travaux, augmentent beaucoup la tranſpiration inſenſible, & cauſent de grandes ſueurs; ils donnent lieu à la diminution de la ſalive, à la diminution des urines, qui ſont rougeâtres, & quelquefois âcres, au point de cauſer des cuiſſons au paſſage.

Une trop grande quantité des alimens difficiles à digérer, des alimens, qui fourniſſent des ſucs épais & groſſiers, cauſe la diarrhée (§. 409) dans quelques individus; ils cauſent, dans d'autres individus, un catarre, avec une expectoration de matières épaiſſes & viſqueuſes (§. 250).

Quoique l'altération & l'augmentation de ces excrétions naturelles aient lieu, ſouvent, dans un individu qui s'expose fréquemment à ces causes accidentelles, le jeune Médecin ne doit pas juger que cet individu soit sujet à des excrétions extraordinaires de la deuxième espèce, si l'individu n'éprouve ces augmentations, & altérations des excrétions naturelles, qu'après avoir été exposé à des causes accidentelles, & s'il ne les éprouve jamais, lorsqu'il ne s'éloigne pas de son genre de vie ordinaire, & si ces augmentations, & altérations d'excrétions naturelles se dissipent facilement & promptement par les moyens qui les rétablissent dans des individus bien constitués.

Si une femme, étant grosse, est sujette habituellement à une salivation abondante, ou à la diarrhée; si elle n'éprouve ces excrétions abondantes, que depuis qu'elle est grosse; si, avant sa grossesse, elle n'essuyoit pas ces évacuations abondantes; si, pendant un an après sa couche, elle n'a éprouvé aucune de ces évacuations abondantes, le Médecin ne doit pas juger que cette femme est sujette à des excrétions extraordinaires de la deuxième espèce; il ne peut attribuer cette augmentation de salive, ou cette diarrhée, qu'à l'état de grossesse, & à ce que le superflu des humeurs, ne pouvant être admis dans les parois de la matrice, il reflue dans des organes moins forts & moins élastiques que les vaisseaux de la matrice.

Cependant, lorsqu'un individu, par des causes légères, & qui ne font point d'impression sur d'autres individus, est atteint de l'augmentation de quelques excrétions, ou de l'altération de quelques humeurs qui se manifestent au-dehors ; & si ces désordres des excrétions résistent aux remèdes appropriés, plus long-temps qu'ils ne résistent ordinairement dans le plus grand nombre des individus, le jeune Médecin doit présumer que cet individu est délicat & foible, & que même il a de la disposition aux excrétions extraordinaires de la deuxième espèce. Cette présomption doit le déterminer à veiller à la santé de cet individu, & à examiner, & à s'informer si ces désordres des excrétions n'ont pas quelquefois lieu, sans que cet individu ait été exposé à des causes accidentelles, & sans qu'il ait commis des abus passagers. Si cela est, le Médecin n'aura pas lieu de douter, que cet individu est atteint de quelqu'une des causes qui produisent les excrétions extraordinaires de la deuxieme espece, & que les causes accidentelles & passagères ne font qu'accroître cette disposition.

2°. Les excrétions excrémentitielles extraordinaires, de la deuxième espèce, différent des excrétions extraordinaires de la première espèce, en ce que celles-ci n'ont lieu que dans des malades qui essuient, en même tems, des lésions de quelques autres fonctions; & que celles-là existent ou habituellement, ou périodiquement, ou erratiquement dans des individus, qui, à l'incommodité près de ces excrétions, sont en santé (§. 544, art. 4).

Lorsque les individus, sujets aux excrétions excrémentitielles extraordinaires de la deuxième espèce, sont malades; le plus souvent, les excrétions extraordinaires auxquelles ils sont sujets en santé, soit habituellement, soit périodiquement, soit erratiquement, changent de nature pendant la maladie; alors, elles sont ou d'une qualité différente, ou elles sont en plus grande quantité, ou en moindre quantité, ou elles sont plus fréquentes, ou elles sont plus rares, ou elles sont totalement supprimées.

Lorſque les excrétions extraordinaires different beaucoup de leur qualité ordinaire, lorſqu'elles ſont en moindre quantité, & lorſqu'elles ſont totalement ſupprimées, la maladie eſt dangereuſe, ſi une excrétion naturelle n'eſt pas beaucoup augmentée. On doit toujours regarder cette maladie comme compliquée; & ſi les cauſes des excrétions extraordinaires, auxquelles l'individu malade étoit ſujet, ſont l'un des virus erratiques, la complication eſt très-grave, ainſi que nous le verrons dans cette Claſſe.

Quelquefois, dans des maladies, les excrétions extraordinaires de la deuxième eſpèce, auxquelles le malade eſt ſujet, n'eſſuyent aucun changement, ni pour leur qualité, ni pour leur quantité; alors, la maladie n'eſt pas grave. Souvent ces excrétions extraordinaires ayant été ſupprimées, dans le cours de la maladie, elles reparoiſſent dans leur quantité, & avec leur qualité ordinaire; alors les Médecins expérimentés les regardent comme une criſe, qui eſt ſouvent ſalutaire; alors ils examinent ſi, à meſure que ces excrétions ſe ſoutiennent, les ſymptômes de la maladie diminuent; ſi cela eſt, ils ſuſpendent les remèdes ; ils ne s'occupent qu'à ce que rien ne trouble & ne diminue la crise, & ils attendent la guérison, des forces seules de la nature.

Lorsque les Médecins expérimentés aperçoivent que ces excrétions extraordinaires, qui se sont rétablies, ne sont pas assez abondantes, pour délivrer quelque viscère d'un engorgement considérable ; & qu'ils jugent que l'augmentation des excrétions extraordinaires pourroit opérer le dégorgement ; ils emploient, uniquement, les moyens qui sont capables d'augmenter les excrétions extraordinaires. Dans le cours de cette Classe, nous entrerons dans de plus grands détails sur tous ces sujets.

510 Plusieurs causes diverses concourent à produire des excrétions extraordinaires dans les divers individus.

Dans ce grand nombre de causes, il y en a une qui existe dans tous les individus sujets à ces excrétions extraordinaires. Cette cause générale qui concourt, dans tous les individus, à produire les excrétions extraordinaires, est la foiblesse, & le peu d'élasticité des vaisseaux de quelques organes secrétoires & excrétoires.

L'obſervation apprend que les humeurs abondent dans les organes ſecrétoires & excrétoires dont les vaiſſeaux ſont très-foibles, & ſans élaſticité; par exemple, on voit que, dans deux individus qui ont eſſuyé une attaque de paralyſie au viſage, l'un a une excrétion extraordinaire de ſalive de l'un des côtés de la bouche; & que l'autre a un larmoiement continuel à l'un des yeux. Ces deux excrétions extraordinaires, qui ont ſuccédé immédiatement à l'attaque de paralyſie, ſont cauſées par la paralyſie des nerfs des glandes ſalivaires dans un de ces individus, & par la paralyſie des nerfs de la glande lacrymale dans l'autre individu. Dès que le nerf d'un organe eſt paralyſé, les vaiſſeaux de cet organe n'ont plus d'élaſticité.

Lorſque des vaiſſeaux excrétoires ont été très-affoiblis, & qu'ils ont perdu leur élaſticité par un extrême engorgement; quoique l'engorgement ſoit détruit, les ſphincters des vaiſſeaux excrétoires n'étant plus ſuſceptibles de contractions & de reſſerremens, il y a un écoulement continuel; ce qui forme une excrétion extraordinaire. Lorſque les ſphincters des vaiſſeaux excrétoires ont été détruits par une ſuppuration, il y a un écoulement continuel. On voit des excrétions extraordinaires de la ſalive, à la ſuite d'abcès, qui ont détruit le ſphincter de quelques glandes ſalivaires.

Ces excrétions extraordinaires, qui ſuccèdent à des maladies qui ont altéré des organes ſecrétoires & excrétoires, prouvent que des excrétions extraordinaires peuvent être cauſées, uniquement, par la foibleſſe de quelques organes excrétoires; & que, par conſéquent, ſi un individu a un organe ſecrétoire & excrétoire, qui ſoit naturellement beaucoup plus foible & moins élaſtique que tous ſes autres organes & viſcères, cet individu aura une excrétion extraordinaire qui ſera cauſée, uniquement, par la foibleſſe des vaiſſeaux excrétoires; mais comme la diſproportion extrême de la force des organes, dans un individu, eſt très-rare (§. 404, art. 28), il eſt fort rare que les excrétions extraordinaires ſoient cauſées uniquement, dans des adultes, par la foibleſſe & le peu d'élaſticité des vaiſſeaux ſecrétoires & excrétoires; il n'eſt pas non plus très-commun, que les excrétions extraordinaires

dinaires ſoient cauſées par des excès d'organiſation qui ont ſuccédé à des maladies. Le plus communément, les excrétions excrémentitielles extraordinaires ſont cauſées par le concours de la foibleſſe & du peu d'élaſticité des vaiſſeaux d'un organe excrétoire, & de l'une ou de pluſieurs des cauſes décrites ci-après.

1°. La trop grande quantité d'humeurs (§. 407), jointe à la foibleſſe & au peu d'élaſticité de quelques organes ſecrétoires & excrétoires, donne lieu, dans pluſieurs individus, à une excrétion excrémentitielle extraordinaire de la deuxième eſpèce, en ce que tous les organes excrétoires, ne pouvant ſuffire à expulſer tout le ſuperflu des humeurs, l'organe le plus foible ſe trouve ſurchargé par le volume des humeurs; ſes vaiſſeaux ſe dilatent de plus en plus, & admettent une plus grande quantité d'humeurs, d'où réſulte une excrétion plus abondante, & qui n'eſt pas d'une qualité naturelle; attendu que les vaiſſeaux ſecrétoires & excrétoires, naturellement foibles, s'affoibliſſent, de plus en plus, par la grande affluence des humeurs; &, en conſéquence, ne peuvent travailler suffisamment, & perfectionner les humeurs qu'ils forment. Selon que ces individus pléthoriques ont tel ou tel organe secrétoire & excrétoire plus foible, & moins élastique que tous leurs autres organes, ils éprouveront, chacun, une excrétion extraordinaire différente. Ceux qui ont les glandes salivaires, ou les glandes de la trachée-artère & des bronches, moins fortes & moins élastiques que leurs autres organes, éprouveront des excrétions extraordinaires par la bouche (§. 500). Ceux qui ont les vaisseaux secrétoires & excrétoires des glandes cutanées, & de la sueur, plus foibles & plus lâches que ceux de leurs autres organes, éprouveront des sueurs abondantes (§. 504). Ceux qui ont les vaisseaux secrétoires & excrétoires de la bile, du suc pancréatique, & des intestins, moins forts & moins élastiques que ceux de leurs autres organes, seront sujets à une espèce de diarrhée (§. 506). Ceux qui ont les vaisseaux secrétoires & excrétoires des narines, des yeux, des oreilles, des reins, &c., plus foibles que ceux de leurs autres organes, éprouveront des excrétions extraordinaires dans ces organes foibles.

2°. L'épaississement des humeurs, naturel ou contracté (§. 408), joint à la foiblesse de quelque organe secrétoire & excrétoire, produira, dans cet organe foible, une excrétion extraordinaire de matières épaisses & visqueuses; & cela aura lieu parce que les humeurs épaisses circulant difficilement, même dans tous les organes forts, s'accumuleront dans l'organe secrétoire & excrétoire foible, & y augmenteront beaucoup l'excrétion; ainsi les individus, qui ont les humeurs épaisses, éprouveront telle ou telle des excrétions extraordinaires ci-dessus, selon qu'ils auront tel ou tel organe secrétoire & excrétoire plus foible que leurs autres organes.

3°. La surabondance des sérosités naturelles ou contractées (§. 409), jointe à la foiblesse de quelqu'organe secrétoire & excrétoire, produira, dans cet organe foible, une excrétion extraordinaire de sérosités sades ou insipides, parce que tous les autres vaisseaux du corps, ne pouvant contenir ni admettre cette grande quantité de sérosités, une partie de ce superflu sera poussée dans l'organe excrétoire foible.

4°. L'âcreté des humeurs, naturelle ou contractée (§. 410), causera, dans un individu qui a un organe secrétoire & excrétoire foible, une excrétion extraordinaire d'humeurs âcres, salées, picotantes & irritantes; la raison de cela est, que tous les vaisseaux des autres organes, étant élastiques & forts, ils sont irrités & resserrés par l'âcreté des humeurs; ils en admettent moins qu'ils ne peuvent en admettre, & les humeurs, auxquelles ils ferment le passage, sont poussées, par l'effort des organes de la circulation, dans l'organe secrétoire & excrétoire foible.

5°. Les individus qui sont atteints, soit du virus goutteux, soit du dartreux, soit du rhumatismal (§. 412, 413 & 414), & qui ont un organe secrétoire & excrétoire plus foible que leurs autres organes, éprouveront, dans cet organe foible, une excrétion extraordinaire d'humeurs âcres & irritantes. Ces virus produisent les excrétions extraordinaires, par le même mécanisme qui produit l'âcreté des humeurs; d'autant plus que tous ces virus sont très-âcres.

L'observation apprend que la plupart des individus, nés de parens atteints de ces virus, ſont atteints de quelqu'une des excrétions extraordinaires de la deuxième eſpèce, avant que ces virus ſe manifeſtent en eux à l'habitude du corps; & que pluſieurs de ces individus n'eſſuient point d'excrétions extraordinaires, dans le temps que ces virus exercent leur action à l'habitude du corps; & n'éprouvent ces excrétions que dans les intervalles des attaques de ces virus erratiques; & que d'autres de ces individus eſſuient quelquefois, en même temps, & des attaques de ces virus, & des excrétions extraordinaires; mais que, dans ces cas-là, les attaques des virus ne ſont pas violentes, & que les excrétions extraordinaires ne ſont pas très-abondantes.

L'obſervation apprend que beaucoup de gens, nés de parens atteints d'un des virus erratiques, qui ne commettent aucun abus habituel, ni conſidérable, paſſent leur vie, qui eſt ſouvent très-longue, ſans eſſuyer aucune attaque de ces virus, mais qu'ils ſont ſujets à quelqu'une des excrétions extraordinaires; ce qui fait juger que ces excrétions extraordinaires remplacent ces virus (§. 412, 413 & 414).

6°. La gale, rentrée ou répercutée, des boutons au visage, ou par le corps, qu'on avoit depuis quelque temps, & qu'on a répercutés; des érysipèles, ou autres éruptions auxquelles on étoit sujet, & qui ont été répercutées par des topiques, ou par quelqu'accident, & des hémorrhoïdes supprimées, causeront des excrétions extraordinaires de la deuxième espèce, dans des individus qui ont un organe secrétoire & excrétoire foible; & par le même mécanisme que l'âcreté des humeurs & les virus erratiques causent des excrétions extraordinaires; attendu que la gale, & les humeurs qui produisoient des boutons, des érysipèles, & autres éruptions, ainsi que l'humeur qui causoit des hémorroïdes, sont des humeurs âcres.

7°. Une excrétion naturelle quelconque, qui est considérablement diminuée ou supprimée, cause une excrétion extraordinaire de la deuxième espèce, dans les individus qui ont un organe secrétoire & excrétoire plus foible que tous leurs autres organes. Par exemple, la transpiration insensible qui diminue de plus en plus, à mesure qu'on passe l'âge de 40 ans, est cause, qu'à cet âge, tous les individus qui ont des organes ſecrétoires & excrétoires foibles, éprouvent des excrétions extraordinaires. C'eſt la diminution de la tranſpiration qui eſt cauſe que, dans le plus grand nombre des hommes de l'âge de 40 ans, & au-deſſus, les uns ſont ſujets à des excrétions extraordinaires par la bouche (§. 500), d'autres à des excrétions extraordinaires par la peau (§. 504), d'autres à des excrétions extraordinaires par les ſelles, ou par les urines, &c.

La diminution & ſuppreſſion des règles, qui ont lieu à l'âge de 40, à 45 ans, ſont cauſes que les femmes qui ont les vaiſſeaux ſecrétoires & excrétoires plus foibles que leurs autres organes, éprouvent, les unes; des excrétions extraordinaires par la bouche; d'autres ſont ſujettes à des ſueurs générales plus ou moins abondantes, & plus ou moins fétides; d'autres éprouvent ces ſueurs, ſeulement, dans quelques parties du corps; d'autres ſont ſujettes aux fleurs blanches; d'autres ſont atteintes de diarrhées habituelles, ou périodiques, ou erratiques; d'autres eſſuient des excrétions extraordinaires d'urine, &c.

8°. Les individus qui réuniſſent l'aſsemblage vicieux de la trop grande quantité d'humeurs, de l'épaississement & de l'âcreté des humeurs, & de quelque virus, sont sujets à des excrétions extraordinaires de la deuxième espèce dans leurs organes excrétoires qui sont plus foibles & moins élastiques que leurs autres organes.

9°. La foiblesse de plusieurs organes secrétoires & excrétoires dans le même individu qui est atteint de quelque vice des humeurs, ou de quelque virus erratique, donne lieu à plusieurs excrétions extraordinaires dans le même individu; par exemple, l'individu qui est atteint de quelqu'un des vices des humeurs, ou des virus, & qui a les glandes de la salive, celles de la trachée-artère, & celles des narines, d'une égale foiblesse, & toutes plus foibles que ses autres organes, sera sujet quelquefois, en même temps, à une expectoration extraordinaire, à une salivation extraordinaire, & à un moucher extraordinaire.

L'individu qui a les glandes des intestins, & celles des reins, également foibles, & plus foibles que ses autres organes, & qui sera atteint de l'un ou de plusieurs vices des humeurs, ou de quelque virus, sera sujet à avoir quelquefois, en même temps, & la diarrhée, & une excrétion extraordinaire d'urine; le plus souvent il éprouvera, alternativement, ces deux excrétions extraordinaires.

10°. La diminution, ou suppression des excrétions factices (§. 444, art. 6), lorsque ces excrétions ont été habituelles, ou périodiques, causent souvent des excrétions extraordinaires de la deuxième espèce.

Les excrétions factices sont toujours utiles, sur-tout aux gens qui ont passé 40 ans, & qui ne sont sujets à aucunes excrétions extraordinaires de la deuxième espèce; par exemple, l'excrétion par les narines, qu'on procure par l'usage du tabac, l'excrétion des glandes salivaires, des glandes de la gorge, & de celles de la trachée-artère, qu'on excite par le moyen de la pipe; les excrétions par la peau, qu'on provoque en se faisant frotter avec des brosses, ou de la flanelle, en prenant des bains chauds, des douches, ou en faisant usage des étuves, ou en prenant, de temps en temps, des sudorifiques; l'excrétion des urines qu'on augmente par des diurétiques; les purgatifs qu'on prend régulièrement les printemps & les automnes ; enfin les écoulemens qu'on procure par les cautères, les sétons, les vésicatoires, & le sainbois, sont des évacuations qui, excepté aux gens qui ont trop peu d'humeurs (§. 406), sont très-utiles à tous les individus des deux sexes, qui ont passé l'âge de 40 ans, & qui ne sont sujets à aucune des excrétions extraordinaires de la deuxième espèce. C'est par le moyen de ces excrétions artificielles qu'on supplée à la diminution de la transpiration, & qu'on évacue le superflu des humeurs, qui est inévitable, sur-tout dans les gens qui, ayant passé 40 ans, sont peu d'exercice, & mangent presqu'autant que dans la jeunesse ; ou qui, quoiqu'ils mangent moins qu'ils ne mangeoient dans la jeunesse, mangent, communément, trop, & prennent des alimens trop succulens. Mais, lorsque ces excrétions factices ont été habituelles pendant quelque temps ; ou lorsqu'elles ont été périodiques, comme le sont les évacuations qu'on procure par les sueurs ou par les urines, ou par les purgatifs dont on fait usage dans les printemps, & dans les automnes, ou tous les deux, ou trois mois, ou de temps en temps, dans l'année; si on supprime subitement ces évacuations factices & habituelles, ou périodiques, si on n'y supplée pas en mangeant beaucoup moins, & en faisant beaucoup plus d'exercice; ou ces suppressions seront suivies de quelques-unes des évacuations extraordinaires de la deuxième espèce, dans les individus qui ont des organes secrétoires & excrétoires plus foibles, & moins élastiques que tous leurs autres organes; ou ces suppressions, dans les individus qui ont passé 40 ans, & qui n'ont pas des organes secrétoires plus foibles que leurs autres organes, causeront, dans les viscères les moins forts & les moins élastiques, des engorgemens, des obstructions, ou des inflammations, ou des ruptures de vaisseaux, & enfin les maladies les plus graves auxquelles leur constitution incline.

Les excrétions excrémentitielles extraordinaires de la deuxième espèce, 511
qui ne sont pas portées à un excès qui peut causer l'épuisement, sont très-utiles à la conservation de la santé & de la vie des individus qui sont atteints de l'un ou de plusieurs vices des hu-

meurs, ou de quelque virus : elles sont aussi très-utiles à la conservation de la santé de tous les individus des deux sexes, qui ont passé l'âge de 40, ou 45 ans ; ce qui sera expliqué dans les articles suivans.

1°. L'observation apprend que les individus qui ont trop d'humeurs (§. 407), qui ont passé l'âge de 40 à 45 ans, & qui sont sujets à quelques-unes des évacuations extraordinaires habituelles (depuis le §. 500, jusqu'au §. 506), conservent leur santé, quoiqu'ils transpirent beaucoup moins, quoiqu'ils fassent moins d'exercice, & quoiqu'ils mangent beaucoup & autant qu'ils faisoient lorsqu'ils étoient plus jeunes. La conservation de la santé de ces individus ne peut être attribuée qu'à ces excrétions extraordinaires qui délivrent le corps, des humeurs superflues qui sont le produit d'un excès d'alimens, qui donne lieu à une quantité d'humeurs qui excède ce qui est nécessaire à l'usage de toutes les fonctions, qui surcharge tous les vaisseaux, & qui, ne pouvant être expulsées par les excrétions naturelles, causeroient l'une des maladies que produit la pléthore (§. 273).

La preuve que ce sont ces excrétions extraordinaires, qui conservent la santé de ces premiers individus, est que l'observation apprend que d'autres individus, du même âge, de la même constitution, & qui mènent le même genre de vie que ces premiers, mais qui ne sont sujets à aucune excrétion extraordinaire, ne passent guère l'âge de 45, à 50 ans, sans être atteints de l'une des maladies (§. 273), qui sont funestes à plusieurs.

2°. L'observation apprend que les gens qui ont les humeurs épaisses, qui ont quarante ou quarante-cinq ans, qui mènent le même genre de vie qu'ils menoient lorsqu'ils étoient plus jeunes, qui commettent tous les abus qui entretiennent l'épaississement des humeurs, & qui ont une excrétion extraordinaire habituelle, sont beaucoup moins sujets aux maladies de leur constitution (§. 408) que d'autres gens qui sont de la même constitution qui mènent le même genre de vie, mais qui n'ont point d'excrétions extraordinaires. On ne peut attribuer cette différence qui existe entre les premiers & les seconds individus de cette constitution, qu'à ce que les premiers, par le moyen de leurs excrétions extraordinaires, sont journellement délivrés d'une partie de leurs humeurs épaisses ; & à ce que la masse des humeurs étant continuellement déterminée sur les organes excrétoires foibles, les autres organes conservent leur force & leur élasticité qui les préservent de l'engorgement, des obstructions, &c.

3°. L'observation apprend que les individus qui ont une surabondance de sérosités vapides, qui mènent une vie sédentaire & oiseuse, & qui sont sujets à quelque excrétion extraordinaire de la deuxième espèce habituelle, telles que des sueurs abondantes presque toutes les nuits, ou des diarrhées séreuses très-fréquemment, ou constamment, ou une très-grande abondance d'urine, sont beaucoup moins exposés aux maladies de leur constitution (§. 409) que d'autres individus de la même constitution, qui ont le même genre de vie, mais qui n'ont point d'excrétions extraordinaires. On ne peut attribuer la meilleure santé de ces premiers individus, qu'à ce que ces premiers évacuent journellement une grande quantité de sérosités vapides; au lieu que les sérosités qui sont retenues dans le corps des seconds, affoiblissent & relâchent, de plus en plus, les fibres & les vaisseaux, d'où résultent les diverses maladies (§. 213).

4°. L'observation apprend que des gens qui ont les humeurs âcres, qui commettent habituellement les abus qui entretiennent l'âcreté des humeurs, & qui ont des excrétions extraordinaires de la deuxième espèce, habituelles, ne sont pas, à beaucoup près, autant sujets aux maladies de leur constitution (§. 410), que d'autres gens de la même constitution, qui commettent les mêmes abus, mais qui n'ont aucune excrétion extraordinaire. La raison de cela est que les premiers individus sont journellement délivrés d'une portion de leurs humeurs âcres; au lieu que dans les seconds, ces humeurs âcres s'augmentent journellement par des abus; elles viennent au point d'engorger, d'irriter les vaisseaux, de causer des inflammations, des ruptures de vaisseaux, &c.

5°. L'observation apprend que des gens atteints de l'un des virus erratique (§§. 412, 413, & 414), qui commettent souvent des abus, & qui ſont ſujets à des excrétions extraordinaires, ſont beaucoup moins tourmentés par l'action de ces virus à l'habitude du corps, que d'autres individus atteints des mêmes virus, qui commettent moins d'abus, mais qui n'ont point d'excrétions extraordinaires; & que, même, parmi les premiers, il y en a pluſieurs qui, par le moyen de leurs excrétions extraordinaires, n'éprouvent que, très-rarement, les impreſſions de ces virus à l'habitude du corps; & que dans les premiers; les répercuſſions de ces virus, produites par des accidens, ou par des mauvais traitemens, ne cauſent ſouvent d'autres déſordres, que l'augmentation & la plus longue durée de leurs excrétions extraordinaires: mais les ſeconds individus atteints des mêmes virus que les premiers, & qui n'ont aucune excrétion extraordinaire, & en qui aucune portion des virus n'eſt expulſée du corps, eſſuient de fréquentes, & de violentes impreſſions de ces virus à l'habitude du corps, quoiqu'ils commettent moins d'abus que les premiers; & les répercuſſions de ces virus, cauſent dans les ſeconds individus, des métaſtaſes ou ſur le cerveau, ou ſur le poumon, ou ſur les viſcères du bas-ventre; d'où réſultent, en raiſon des diverſes conſtitutions de ces individus, diverſes maladies compoſées qui, le plus ſouvent, ſont funeſtes.

6°. L'obſervation apprend, que les individus de la conſtitution vicieuſe (§. 417) qui ſont ſujets à quelques excrétions extraordinaires, ſont beaucoup moins infirmes, & vivent plus long-temps que d'autres individus de la même conſtitution, en qui toutes les humeurs vicieuſes retenues dans la circulation, & déterminées dans les viſcères les plus foibles, en troublent, de plus en plus, les fonctions, & enfin les détruiſent.

7°. L'obſervation apprend que plus les excrétions extraordinaires ſont habituelles & abondantes, pourvu qu'elles ne ſoient pas exceſſives, & que plus elles augmentent facilement, à la ſuite des divers abus des ſix choſes non-naturelles, dans des individus qui ſont atteints d'un, ou de pluſieurs des vices de conſtitution ci-deſſus, plus ces individus conſervent leur ſanté.

8°. L'obſervation apprend que les individus atteints des vices de conſtitution ci-dessus, & qui ont tous leurs organes excrétoires excrémentitiels foibles, & plus foibles que tous les autres organes, conservent beaucoup mieux leur santé, que d'autres individus atteints des mêmes vices de constitution; mais qui n'ont qu'un organe secrétoire & excrétoire excrémentitiel plus foible que tous leurs autres organes. La raison de cela est, que les individus qui ont tous leurs organes excrémentitiels foibles, essuient beaucoup d'excrétions extraordinaires, & que, par exemple, tantôt ils expectorent, crachent & mouchent beaucoup, tantôt ils suent beaucoup, tantôt ils ont la diarrhée, tantôt ils ont des urines très-abondantes, tantôt des urines très-chargées; & que, par conséquent, ils ont beaucoup de voies pour expulser les humeurs surabondantes & vicieuses; & que, si, dans un temps, l'un des organes excrétoires se trouve engorgé par quelque accident, ou par quelque maladie, les autres organes secrétoires & excrétoires foibles suppléent pour évacuer les humeurs nuisibles à l'organe engorgé; au lieu que dans les individus qui n'ont qu'un organe secrétoire & excrétoire foible, ſouvent il ne ſuffit pas pour évacuer tout le ſuperflu des humeurs dans les individus qui commettent beaucoup d'abus ; & que, ſouvent, il arrive que cet organe foible eſt engorgé, & qu'il ne peut expulſer les humeurs ſuperflues & nuiſibles ; &, qu'en conſéquence, ces humeurs ſe portent ſur quelque viſcère qu'elles engorgent, ou qu'elles enflamment ; & ſouvent il arrive que cet organe ſecrétoire & excrétoire foible, s'affoiblit, de plus en plus, par la quantité d'humeurs qui le ſurchargent, qui en détruiſent totalement le ton, au point que l'excrétion extraordinaire devient continuelle & exceſſive, & qu'elle cauſe l'épuiſement.

9°. L'obſervation apprend que les excrétions excrémentitielles extraordinaires de la ſeconde eſpèce ſont très-utiles à tous les individus des deux ſexes qui ſont de la bonne conſtitution (§. 405), qui ne ſont atteints d'aucun vice des humeurs, ni d'aucun virus ; mais qui ont paſſé l'âge de quarante à quarante-cinq ans ; la tranſpiration inſenſible étant beaucoup diminuée à cet âge. Si les individus de cet âge prennent autant d'alimens & de boiſſons, que lorſqu'ils étoient plus jeunes, & qu'ils faisoient plus d'exercice, la transpiration étant beaucoup diminuée, & les autres excrétions n'étant point augmentées, il doit en résulter que ces individus auront trop d'humeurs (§. 407). S'il survient à ces individus, une ou plusieurs des excrétions extraordinaires par la bouche (§. 500), ou par les narines (§. 501); ou s'ils deviennent sujets à des sueurs (§. 504), ou à des urines très-abondantes, ou chargées (§. 505), ou à des espèces de diarrhées (§. 506); si ces excrétions extraordinaires sont journalieres; ou si ayant lieu, périodiquement ou erratiquement, elles sont abondantes; les individus de cet âge ne seront pas fatigués par la surabondance des humeurs, parce que, quoiqu'ils mangent autant, & qu'ils fassent moins d'exercice que lorsqu'ils étoient plus jeunes; ces excrétions extraordinaires suppléront à la diminution de la transpiration, & les délivreront des humeurs superflues. Si les individus de cet âge ont tous les viscères & tous les organes secrétoires & excrétoires très-forts & très-élastiques, & s'ils ont le tissu cellulaire, & les vaisseaux adipeux foibles & peu élastiques, le superflu des humeurs se déposera dans le tissu cellulaire, & s'y convertira en graisse qui donnera lieu à un embonpoint d'autant plus considérable, que le tissu cellulaire sera plus foible que tous les autres organes. C'est par cette disposition des organes, & du tissu cellulaire, que beaucoup de gens acquièrent beaucoup d'embonpoint après l'âge de quarante, ou quarante-cinq ans.

Si ces individus de bonne constitution, ont tous les organes secrétoires & excrétoires excrémentitiels forts & élastiques ; s'ils ont le tissu cellulaire & les vaisseaux adipeux forts & élastiques, & quelques viscères, ou quelques vaisseaux moins forts, la surabondance des humeurs, qui sera produite par trop d'alimens & de boissons, causera la pléthore, qui produira, selon les diverses structures des organes dans les divers individus, les diverses maladies (§. 273). C'est, sur-tout, dans les femmes de quarante à cinquante ans, que les évacuations excrémentitielles extraordinaires sont très-avantageuses. A cet âge les femmes transpirent beaucoup moins, & elles ne sont plus réglées. Celles qui sont bien constituées & qui sont sujettes, à cet âge, à des excrétions extraordinaires assez abondantes pour suppléer à la diminution de la transpiration & au défaut de règles, sont à l'abri de diverses espèces de maladies graves qu'essuient, dans l'âge critique, d'autres femmes également bien constituées, mais qui n'ont aucune excrétion extraordinaire.

512 Les excrétions excrémentitielles extraordinaires de la seconde espèce, communes aux deux sexes, sont nuisibles, lorsqu'elles sont excessives; elles sont souvent nuisibles, lorsqu'elles sont causées, uniquement, par la foiblesse d'un organe secrétoire & excrétoire. Ce qui sera expliqué dans les articles suivans.

1°. Les excrétions extraordinaires sont nuisibles, lorsqu'elles sont portées à un excès d'abondance, qui diminue le volume des humeurs, au point qu'il n'en reste pas assez & pour former les sucs digestifs en quantité suffisante pour la digestion, & pour former les sucs nourriciers & pour suffire à la secrétion du fluide nerveux; d'où résulte la diminution & abolition de la faim, la lésion de la digestion, l'amaigrissement, la foiblesse de l'action musculaire, la foibleſſe de la circulation, la foibleſſe de toute ſenſation, & enfin l'épuiſement. Par ces effets, les excrétions extraordinaires ſont extrêmement nuiſibles aux individus en qui elles étoient cauſées par des vices des humeurs ; à ceux en qui elles étoient cauſées par des virus ; & , même, aux individus en qui elles étoient cauſées, originairement, par la trop grande quantité d'humeurs.

Les excrétions extraordinaires ſoit habituelles, ſoit périodiques, ſoit erratiques, deviennent exceſſives par les abus que commettent les individus. Par exemple, les gens qui ont trop d'humeurs, qui continuent journellement leurs excès d'alimens, & de boiſſons, & mènent une vie ſédentaire, augmentent, continuellement, leur excrétion extraordinaire. Par cette augmentation journaliere, les vaiſſeaux s'affoibliſſent de plus en plus, enfin ils perdent leur élaſticité & leur ton ; & les humeurs ne trouvant plus aucune réſiſtance dans l'organe ſecrétoire & excrétoire, elles s'écoulent continuellement par cette voie.

Les excrétions excrémentitielles extraordinaires deviennent exceſſives dans les individus qui, étant atteints de quelques vices des humeurs, & de quelque virus, commettent journellement des abus qui augmentent les vices de leurs humeurs, & l'action des virus; & causent journellement l'augmentation de ces excrétions extraordinaires, au point que les vaisseaux secrétoires, & excrétoires cessent d'être élastiques, & qu'en conséquence, l'excrétion devient continuelle.

Ces excrétions extraordinaires deviennent excessives par des accidens qui déchirent ou coupent un organe secrétoire & excrétoire; ou par des causes de maladies composées, telles que des obstructions dans un organe voisin d'un organe secrétoire & excrétoire; ou par des ruptures des vaisseaux secrétoires & excrétoires, &c. Mais ces excrétions excessives, causées par des accidens ou des maladies, font partie des maladies composées, dont nous traiterons dans leur Classe. Nous ne parlons dans cette Classe, que des excrétions extraordinaires, qui ne sont causées ni par des accidens, ni par des maladies, & qui ont lieu habituellement, ou périodiquement, ou erratiquement, dans des individus qui sont dans leur état

état de santé ordinaire, & qui, à ces excrétions près, n'éprouvent aucun désordre dans leurs autres fonctions.

2°. Les excrétions excrémentitielles extraordinaires qui sont communes aux deux sèxes, & qui sont causées uniquement par la foiblesse d'un organe secrétoire & excrétoire (§. 510) sont souvent nuisibles. Ces excrétions, lorsqu'elles ne sont pas excessives, sont utiles, comme nous l'avons déja vu, aux individus pléthoriques, à ceux qui ont quelque vice des humeurs, & à ceux qui sont atteints de quelque virus. Mais ces excrétions, quoique très-médiocres, sont toujours nuisibles aux individus qui ont trop peu d'humeurs (§. 406), & à ceux qui sont très-frêles, très-délicats, & qui, à peine, ont suffisamment d'humeurs pour fournir à la nutrition & aux secrétions récrémentitielles, attendu que ces excrétions, quelque modiques qu'elles soient, privent les organes secrétoires récrémentitiels, d'une portion d'humeur qui est nécessaire à leur fonction.

Par exemple, ces excrétions quelque modiques qu'elles soient, sont nuisibles dans les enfans qui ont trop peu d'humeurs; peu-à-peu elles causent les lésions de la digestion, elles empêchent la nutrition, & par conséquent l'accroissement ; enfin, peu-à-peu, elles détruisent l'individu.

Ces excrétions sont nuisibles dans les jeunes filles, qui ont à peine assez d'humeurs pour fournir à la nutrition, & à l'accroissement, en ce qu'elles empêchent qu'il n'y ait un superflu pour produire les règles ; en conséquence il n'y a point de règles (§. 461). Le défaut de règles rend ces jeunes filles impropres au mariage, en ce qu'elles sont ordinairement stériles ; ou si, étant mariées, elles deviennent grosses, ce qui est rare, elles n'auront pas suffisamment de lait pour nourrir leurs enfans, & peu-à-peu, elles tomberont dans l'épuisement.

Quelque petits que soient les organes secrétoires & excrétoires qui, uniquement, parce qu'ils sont très-foibles, fournissent ces excrétions extraordinaires ; par exemple, la glande lacrymale, les glandes de l'humeur du conduit auditif, les glandes de la couronne du gland, & les glandes qui sont autour de l'anus ; quelque modiques que soient dans ces petits organes les excrétions extraordinaires ; peu-à peu, elles augmenteront la foibleſſe de ces organes, & deviendront beaucoup plus conſidérables ; & peu-à peu, elles épuiſeront l'individu qui a trop peu d'humeurs. A plus forte raiſon, les excrétions extraordinares qui ſont cauſées uniquement, par la foibleſſe de l'organe, & qui ont lieu dans des organes ſecrétoires & excrétoires conſidérables, & qui fourniſſent beaucoup d'humeurs ; par exemple, la ſalivation, l'abondance d'urine, & l'excrétion extraordinaire des ſucs des inteſtins, qui entraîne des diarrhées, ſeront d'autant plus pernicieuſes dans des individus qui ont trop peu d'humeurs, qu'elles entraînent, très-rapidement, l'épuiſement.

Il n'eſt pas fort rare de voir des 513
excrétions excrémentitielles extraordinaires de la ſeconde eſpèce, qui ſont cauſées, uniquement, par la foibleſſe d'un organe ſecrétoire & excrétoire dans des enfans qui ont un genre de vie bien réglé, à qui on donne des alimens de bonne qualité, & en quantité convenable, & qui ne commettent point d'abus; on en voit quelques-uns, ſujets à une ſalivation abondante ; d'autres ſont ſujets à des ſueurs ; d'autres, à un larmoiement abondant; d'au-

tres ont, de temps en temps, la diarrhée; d'autres ont une excrétion très-abondante par les narines; & d'autres sont sujets à une extrême abondance d'urine. Ce qui prouve que dans la plupart de ces enfans, ces excrétions extraordinaires étoient causées, uniquement, par la foiblesse d'un organe secrétoire & excrétoire; c'est que, dans la plupart des enfans, des deux sexes, à mesure qu'ils croissent & se fortifient, & sans qu'ils aient changé de genre de vie, ces excrétions extraordinaires cessent avant l'âge de puberté, & avant l'âge nubile. Mais, excepté les espèces d'excrétions extraordinaires, qui sont causées par les maladies, & les accidents (§. 510), il est très-rare que des excrétions extraordinaires dans des adultes, soient causées, uniquement, par la foiblesse d'un organe secrétoire & excrétoire; parce que, 1° il est rare qu'un organe secrétoire & excrétoire soit beaucoup plus foible dans un adulte, que tous ses autres organes; l'extrême disproportion de forces dans tous les organes d'un individu, étant très-rare (§. 404, art. 28). 2° Il est rare que des adultes n'aient pas commis des abus habituels qui ont altéré leurs humeurs,

3°. Il eſt rare, que des individus ne ſoient pas atteints, naturellement, de quelqu'un des vices des humeurs (§. 405). 4° Il eſt très-commun, ſur-tout dans les villes, que les individus ſoient atteints de quelqu'un des virus héréditaires (§. 411), ou de quelque autre virus; par conſéquent, on peut dire que, le plus communément, & pour ainſi dire, généralement, les excrétions excrémentitielles extraordinaires de la ſeconde eſpèce, ſont produites & par la foibleſſe d'un organe ſecrétoire & excrétoire, & par une ou par pluſieurs des autres cauſes (§. 510).

Le vulgaire, & les Empiriques, ſont dans le préjugé, que les excrétions extraordinaires ſoit habituelles, ſoit périodiques, ſoit erratiques, ſont cauſées, uniquement, par la foibleſſe de l'organe ſecrétoire & excrétoire, dans lequel l'excrétion extraordinaire a lieu. Par une ſuite de ce préjugé, un Médicaſtre, un Empirique ſe hâtent de ſupprimer & d'arrêter les excrétions extraordinaires par le moyen des aſtringens & des topiques. Ils voient un homme ou une femme qui ſe plaint d'une diarrhée très-fréquente, qui eſt périodique ou habituelle; ils ordonnent des lavemens aſtringens ; des tisanes, des bols, & autres médicamens corroborans, & astringens. Un individu se plaint d'avoir des sueurs fétides aux aisselles, aux pieds, aux aînes; l'Empirique ordonne des lotions avec le vinaigre, ou avec l'eau de vie, ou avec une eau chargée d'alum, &c. Un autre individu se plaint d'une excrétion extraordinaire par la bouche (§. 500) habituelle, ou tous les matins, ou tous les soirs, ou toutes les nuits, & qu'il trouve très-incommode ; l'Empirique ordonne des gargarismes toniques, corroborans, & astringens. Une femme se plaint d'être très-incommodée par des fleurs blanches qui sont habituelles & presque continuelles ; l'Empirique lui conseille de se laver souvent avec de l'eau très-fraîche, à laquelle on ajoute du vinaigre, ou de l'eau de lavande ou quelqu'astringent ; il ordonne des injections astringentes, des tisanes & des pilules astringentes.

Parmi les gens que les Empiriques ont ainsi traités, les uns n'éprouvent aucun changement dans leurs excrétions extraordinaires; d'autres sont délivrés de ces excrétions qui les incommodoient, & jouissent d'une bonne santé pendant plusieurs années; d'autres, en qui ces excrétions extraordinaires ont été ſupprimées par ces traitemens, ne tardent pas à être atteints de maladies graves, auxquelles pluſieurs ſuccombent.

Les Empiriques ne connoiſſant pas l'économie animale, ne connoiſſant ni les maladies, ni leurs cauſes, ne ſavent pas d'où viennent les maladies qui ſe déclarent dans des gens en qui les excrétions extraordinaires ont été ſupprimées; ils ne ſe doutent pas que c'eſt cette ſuppreſſion qui a cauſé la maladie; ils ne voient que les guériſons qu'ils ont opérées; ils citent telles & telles perſonnes qui ſont délivrées, depuis long-temps, par leurs prétendus remèdes, de telles & telles excrétions extraordinaires, & qui, depuis l'époque de ces ſuppreſſions, jouiſſent d'une bonne ſanté.

Les Médecins éclairés ne ſont pas ſurpris de ce que la ſuppreſſion de telle ou telle excrétion n'a cauſé aucune maladie dans telle ou telle perſonne; & de ce que, depuis cette ſuppreſſion, ces perſonnes jouiſſent d'une bonne ſanté. Les Médecins éclairés connoiſſent les moyens qui ont préſervé telle ou telle perſonne des maladies qui sont souvent causées par les suppressions d'excrétions extraordinaires. Ces moyens sont, dans tel individu, un nouveau genre de vie qui a beaucoup augmenté la transpiration insensible, &, par ce moyen, a suppléé à l'excrétion extraordinaire supprimée; dans tel individu, des alimens plus sains, une plus grande sobriété, un genre de vie mieux réglé, ont fait que l'excrétion extraordinaire n'étoit plus nécessaire : dans un autre individu, des sueurs ont eu lieu toutes les nuits; ou toutes les excrétions naturelles ont été beaucoup augmentées par la suppression de l'excrétion extraordinaire, & lui ont suppléé. Dans une femme, en qui les fleurs blanches ont été supprimées, la grossesse qui succède à cette suppression, & ensuite le lait que cette femme donne à son enfant, & ensuite d'autres grossesses & d'autres nourritures, suppléent pendant long temps, à la suppression des fleurs blanches, & cette femme jouit d'une bonne santé.

Dans d'autres individus, de temps en temps, des éruptions dartreuses, des attaques de goutte ou de rhumatisme délivrent les organes secrétoires

& excrétoires de l'humeur qui causoit l'excrétion extraordinaire ; & les attaques de ces virus à l'habitude du corps, remplaçant les excrétions extraordinaires, préservent des maladies que les suppressions de ces excrétions auroient causées dans des gens atteints de ces virus, & en qui les virus, au lieu d'exercer leur action à l'extérieur, se seroient déposés sur quelque viscère.

Les Médecins éclairés savent qu'une excrétion extraordinaire peut être causée uniquement par la foiblesse de l'organe dans lequel elle a lieu ; la suppression de cette espèce d'excrétion ne peut pas nuire à un individu qui n'a point de disposition à la pléthore. Cette dernière espèce d'excrétion extraordinaire est très-rare.

Les Médecins éclairés, & qui ont beaucoup observé, savent que la plupart des individus, en qui des excrétions extraordinaires ont été supprimées par des Empiriques, & qui, ensuite, ont joui, à la faveur des moyens ci-dessus, d'une bonne santé, pendant quelque temps, sont de nouveau atteints de l'excrétion extraordinaire qui avoit été supprimée, lorsque ces individus cessent le genre de vie qui augmentoit en eux les excrétions naturelles ; ou lorsque, par l'âge, ces excrétions naturelles diminuent.

Les Médecins éclairés savent que si ces excrétions extraordinaires, qui ont été supprimées par des topiques astringens ou toniques, ne se renouvellent pas après l'âge de quarante à quarante-cinq ans ; ou si elles ne sont pas remplacées par d'autres excrétions extraordinaires, ou par l'action des virus erratiques à l'habitude du corps ; les individus en qui ces excrétions ont été supprimées, seront atteints, avant l'âge de cinquante ans, de quelqu'une des maladies de la Ve Classe, Section II ou Section III, dont on n'apercevra d'autres causes que la suppression de ces excrétions.

Les Médecins qui ont beaucoup observé, savent que la plupart des gens qui font supprimer leurs excrétions extraordinaires, ne tardent pas à être atteints des maladies qui sont causées par ces suppressions (§. 515).

Il n'y a que les excrétions extraordinaires, qui sont causées uniquement par la foiblesse de leurs organes, qui puissent être supprimées impunément. Mais, excepté les excrétions extraordinaires, causées uniquement par la paralysie de l'organe, ou quelques-uns des vices organiques (§. 310), il n'y a point de signes pour connoître qu'une excrétion extraordinaire est causée uniquement par la foiblesse de l'organe; parce qu'il n'y a point de signe, pour être assuré qu'un individu quelconque n'a pas, en lui, les principes de quelque virus qui est en délitescence; & parce qu'il n'y a point de signe pour être assuré qu'un individu quelconque n'a pas quelque viscère foible qui est engorgé, & obstrué dans quelques points.

D'après les observations par lesquelles il est constaté qu'il n'y a point de signes pour être assuré qu'une excrétion extraordinaire est uniquement causée par la foiblesse de son organe, les Médecins éclairés & sages jugent que c'est une témérité très-dangereuse de tenter de supprimer, par des topiques astringens ou répercussifs, une excrétion extraordinaire de la deuxième espèce, qui est ou habituelle, ou périodique, ou erratique, quelque peu abondante qu'elle soit. En conséquence, lorsque ces Médecins voient un individu qui se plaint d'une excrétion extraordinaire qui lui déplaît beaucoup ; quoique cet individu, à cette excrétion près, leur paroisse très-sain & très-robuste ; ils se bornent à lui conseiller de ne commettre aucun abus, d'observer le régime prescrit pour leur constitution, & de ne faire usage d'aucun topique fortifiant, ou astringent, qui puisse arrêter cette excrétion.

Lorsque ces Médecins voient des individus très-frêles, très délicats, qui ont très-peu d'humeurs, & qui sont sujets à quelqu'une des excrétions extraordinaires de la deuxième espèce ; quoiqu'ils soient persuadés que ces excrétions augmentent la foiblesse & la délicatesse de ces individus, ils se gardent bien de leur conseiller les moyens qui pourroient arrêter ou supprimer cette excrétion ; ils se bornent à conseiller un régime, & des remèdes très-peu actifs, pour maintenir toutes les excrétions naturelles en bon état, & pour empêcher que l'excrétion extraordinaire ne cause l'épuisement. Ce traitement palliatif est prescrit dans cette Classe, Section XV.

514. Les excrétions excrémentitielles extraordinaires de la deuxième espèce, communes aux deux sèxes, décrites

(depuis le §. 500, jusqu'au §. 506), sont d'autant plus abondantes, que les causes qui les produisent (§. 510) sont plus considérables; & ces excrétions sont plus ou moins utiles, selon que la quantité de l'évacuation est plus ou moins proportionnée au vice de constitution, & aux dispositions des individus; ce qui est expliqué dans les exemples suivans :

1°. Un individu commet, habituellement, tous les abus qui peuvent causer la pléthore vraie; il mène une vie oiseuse, il ne fait aucun exercice, il fait la plus grande chère, & il mange avec le plus grand excès. Si cet individu a tous les organes de la digestion, & tous ceux de la circulation, très-forts, & s'il a les glandes salivaires, celles de la gorge, celles de la trachée-artère, & celles des narines, plus foibles que tous ses autres organes; il aura habituellement, & sur-tout les matins, & très-souvent dans le jour, des excrétions extraordinaires très-abondantes par la bouche & par les narines; &, par le moyen de ces excrétions, il sera préservé de la pléthore.

On voit beaucoup d'individus qui

s'exposent, par ce genre de vie, à la pléthore, & qui en sont préservés par ces grandes évacuations habituelles, ou par d'autres évacuations, telles que des diarrhées fréquentes, ou des sueurs presque continuelles; mais si un autre individu qui mène le même genre de vie que le premier, & qui a aussi les organes de la digestion, & ceux de la circulation, très-forts, & qui a tous les organes secrétoires forts & élastiques, excepté un seul organe secrétoire & excrétoire, mais qui n'est ni fort foible, ni fort lâche; il se formera une excrétion extraordinaire dans cet organe peu fort & peu élastique; mais cette excrétion extraordinaire ne sera point abondante, elle ne sera pas habituelle, elle sera ou périodique, ou erratique, & ses retours seront éloignés.

Cette excrétion extraordinaire, peu abondante & rare, ne pourra pas évacuer le superflu des humeurs auxquelles ce second individu donne lieu tous les jours; elle ne fera que retarder un peu les effets de la pléthore; &, pour peu que cette excrétion extraordinaire diminue, ou pour peu qu'une excrétion naturelle diminue, ce second individu essuyera, relativement à sa constitution, quelqu'un des maux graves (§. 273).

Le jeune Médecin connoîtra facilement, par le moyen des signes de la pléthore (§. 347), si les excrétions extraordinaires auxquelles tel ou tel individu est sujet, sont suffisantes, ou insuffisantes, pour le préserver des maux que cause la pléthore. Si ces excrétions sont suffisantes, il n'y aura point de signes de pléthore; si elles sont insuffisantes, les signes de la pléthore se manifesteront peu à peu.

2°. Si un individu, atteint de l'épaississement des humeurs, à un haut degré, a tous ses organes & viscères forts & élastiques, excepté un seul organe secrétoire & excrétoire qui est fort foible; il s'établira, dans cet organe excrétoire foible, une excrétion extraordinaire qui sera habituelle & abondante, & qui le préservera des maladies causées par l'épaississement des humeurs. Mais si un autre individu, qui a tous les organes & viscères forts & élastiques, excepté un seul viscère & un seul organe secrétoire & excrétoire, qui sont également foibles, mais qui ne sont pas très-foibles; il se formera une excrétion extraordinaire par l'organe excrétoire foible ; mais cette excrétion extraordinaire sera peu abondante, ne sera pas habituelle, elle sera périodique, ou erratique ; elle ne sera pas suffisante pour évacuer une grande quantité d'humeurs épaisses, & pour préserver d'embarras le viscère, qui est moins fort que les autres ; par conséquent, il se formera, dans le viscère foible, des engorgemens & obstructions ; & il s'ensuivra quelqu'une des maladies auxquelles la constitution de cet individu incline (§. 408).

Le jeune Médecin verra, par les signes de l'épaississement des humeurs (§. 408), si l'excrétion extraordinaire est suffisante, ou non, pour préserver l'individu des maladies auxquelles sa constitution incline : si l'excrétion est suffisante, les signes de l'épaississement des humeurs n'augmenteront pas ; si elle est insuffisante, les signes de l'épaississement des sucs (§. 408) augmenteront ; &, peu à peu, ces signes seront au point qui annonce les obstructions commençantes, ou qui vont commencer, ou une maladie aiguë prochaine (§. 336) ; dès lors, il faut avoir recours au traitement prescrit (§. 336).

3°. Si l'âcreté des humeurs (§. 410) est à un haut degré, dans un individu qui a un organe secrétoire & excrétoire beaucoup plus foible que tous ses autres organes, il éprouvera une excrétion extraordinaire qui sera extrêmement abondante & habituelle, & qui, même, pourra devenir excessive. Si un autre individu, qui a les humeurs fort âcres, a tous ses organes & viscères forts & élastiques, excepté un organe secrétoire & excrétoire, & un viscère qui soient moins forts que ses autres organes, mais qui, cependant, ne sont pas fort foibles, cet individu aura une excrétion extraordinaire qui ne sera ni habituelle, ni abondante; elle sera périodique, ou erratique, ses retours seront éloignés; l'évacuation, qui aura lieu en petite quantité, ne suffira pas pour préserver le viscère foible, d'engorgement, d'inflammations, &c.

Si un autre individu, qui a les humeurs peu âcres, qui a tous les orga-& viscères forts & élastiques, excepté un organe secrétoire & excrétoire qui est un peu moins fort que tous ces autres organes; cet individu essuyera une excrétion extraordinaire périodique, ou erratique, qui, quoique peu abondante, pourra préserver les autres organes & viscères, de l'acrimonie de ses humeurs, qui n'est pas à un haut degré.

Le jeune Médecin connoîtra facilement si l'excrétion extraordinaire est suffisante, ou non, dans tous ces individus; il connoîtra de même si elle est excessive. Si l'excrétion est suffisante pour préserver l'individu, des impressions de l'âcreté de l'humeur sur quelques viscères; les signes de l'âcreté (§ 410) n'augmenteront pas. Si l'excrétion est insuffisante, les signes de l'âcreté des humeurs augmenteront, peu à peu, l'individu éprouvera des agitations, des insomnies, des douleurs vagues, des irritations dans quelques viscères; enfin, les signes de l'âcreté iront jusqu'au point (§, 187); alors les maladies de la Ve Classe, Section III, seront imminentes.

Si l'excrétion extraordinaire est excessive, l'individu maigrira, ses forces musculaires diminueront, la salive, & les sucs digestifs, diminueront, le pouls s'affoiblira, l'appétit ira en diminuant, la digeſtion ſera lente & laborieuſe; enfin, peu-à-peu, ſuccédera l'épuiſement, ſi on ne le prévient par le traitement preſcrit Section XIII.

4°. Si un individu, qui eſt atteint de l'un des virus erratiques (§. 411), a quelqu'organe ſecrétoire & excrétoire beaucoup plus foible que tous ſes autres organes; il eſſuyera, par cet organe foible, une excrétion extraordinaire abondante & habituelle, qui le préſervera de l'action de ces virus ſur les parties de l'habitude du corps, qui ſont ordinairement le ſiége de ces virus. Si un autre individu, atteint de l'un de ces virus, a tous les viſcères forts & élaſtiques, & ſi les parties de l'habitude du corps, qui ſont le ſiége du virus dont cet individu eſt atteint, ſont foibles, & s'il a un organe ſecrétoire foible, & d'une foibleſſe égale à celle de l'habitude du corps, cet individu aura, tantôt une excrétion extraordinaire erratique, & tantôt il éprouvera, à l'habitude du corps; des attaques du virus dont il eſt atteint, & ſes viſcères ſeront préſervés de l'action du virus. Un autre individu, atteint de l'un de ces virus, a les parties de l'habitude du corps, qui sont le siége du virus dont il est atteint, foibles; il a un viscère foible, & il a un organe secrétoire & excrétoire foible; ces trois organes sont également foibles, & tous les trois beaucoup plus foibles que tous ses autres organes & viscères; cet individu aura, tantôt une excrétion extraordinaire erratique; tantôt il aura une attaque du virus dont il est atteint; tantôt il essuyera l'action du virus sur son viscère foible; quelquefois, si ces trois organes foibles sont d'une foiblesse parfaitement égale, il essuyera, en même temps, & l'excrétion extraordinaire, & l'attaque du virus à l'habitude du corps, & l'action du virus sur le viscère foible; si l'habitude du corps & l'organe secrétoire sont un peu plus foibles que le viscère, ce dernier pourra être préservé de l'action du virus.

Le jeune Médecin connoîtra si les excrétions extraordinaires sont suffisantes ou insuffisantes dans les gens atteints du virus erratique. Si elles sont suffisantes, l'individu n'éprouvera d'autre incommodité que l'excrétion extraordinaire; ou bien il éprouvera, tantôt l'excrétion extraordinaire, &

tantôt, une attaque du virus à l'habitude du corps. Si l'excrétion extraordinaire est insuffisante, il ressentira du malaise, de la douleur, de la chaleur, de l'irritation dans le viscère foible, il éprouvera la lésion de la fonction de ce viscère; dès-lors, il faut se hâter d'avoir recours à une excrétion factice (§. 444, art. 6), & au traitement de l'action des virus sur les viscères (§. 412, 413, 414), & Classe XXIIe, Section du virus dont l'individu est atteint.

5°. Chaque excrétion excrémentitielle extraordinaire de la deuxième espèce, qui a lieu dans une maladie aiguë, ou chronique, de quelque constitution que soit le malade, peut être une crise très-avantageuse, & même salutaire; & elle peut être nuisible. Ce sont la qualité & la quantité de cette excrétion, qui décident de son utilité, ou du mal qu'elle peut causer; soit que dans une maladie aiguë, ou chronique, ce soit l'organe secrétoire & excrétoire qui fournissoit, avant la maladie, la secrétion extraordinaire habituelle, ou périodique, ou erratique, qui soit engorgé, ou enflammé; soit qu'un, ou plusieurs autres organes, ou viscères, soient engorgés ou enflammés; si, dans le cours de la maladie, il survient une excrétion extraordinaire à laquelle le malade est sujet; si cette excrétion se fait facilement, si elle est de la même qualité qu'elle étoit en santé; si, à mesure qu'elle a lieu, les fonctions de l'organe, ou des organes engorgés & enflammés, sont moins lésés; le Médecin peut juger que l'excrétion extraordinaire est une crise avantageuse: à mesure que cette excrétion continuera, il verra si la quantité est suffisante pour procurer le dégorgement des viscères qui étoient en souffrance; &, dans ce cas, il ne s'occupera que des moyens d'éloigner toutes les causes qui pourroient nuire à cette excrétion, & à employer les secours qui peuvent l'entretenir, jusqu'à ce que les fonctions qui étoient lésées, soient rétablies dans l'état naturel.

Si l'excrétion extraordinaire, qui survient dans le cours d'une maladie aiguë, ou chronique, est d'une qualité fort différente de ce qu'elle étoit en santé; si elle est en quantité extrême; par exemple, si c'est une diarrhée très-abondante, & de mauvaise qualité; si ce ſont des ſueurs extrêmement abondantes, très-viſqueuſes ; ſi c'eſt un flux d'urine très-abondant, & preſque continuel, comme il eſt dans le diabétès ; & ſi, à meſure que ces excrétions ſe ſoutiennent, le malade s'affoiblit ; ſi les fonctions des viſcères, engorgés & enflammés, ne paroiſſent pas moins léſées ; le Médecin jugera que l'excrétion extraordinaire eſt exceſſive, qu'elle ſera très-nuiſible, & même fatale, s'il ne peut y remédier.

Les ſuppreſſions d'excrétions ex- 515
traordinaires de la deuxième eſpèce, communes aux deux sèxes, en raiſon des diverſes conſtitutions des individus, cauſent d'autres évacuations extraordinaires ; ou elles cauſent quelques-unes des eſpèces de maladies compoſées, aiguës ou chroniques, pareilles à celles qui peuvent être cauſées par les divers abus & les mauvaiſes qualités des ſix choſes non-naturelles.

Par exemple, la ſuppreſſion d'une excrétion extraordinaire, de matières épaiſſes & viſqueuſes, par la bouche (§. 500), cauſera, dans un individu, une excrétion extraordinaire de matières de la même eſpèce par les narines ; dans un autre individu, elle causera une diarrhée de la même espèce ; dans un autre individu, elle causera des sueurs visqueuses, &c. Si la suppression de cette excrétion extraordinaire, par la bouche, n'est pas remplacée par une autre excrétion extraordinaire, dans un individu qui a les sucs épais & grossiers ; elle causera une fièvre putride, si cet individu a les organes des sucs digestifs plus foibles & moins élastiques que ses autres organes. Si ce sont les organes de la respiration qui sont foibles dans cet individu, il essuyera une fièvre catarrale, accompagnée de toux, de difficultés de respirer, d'expectorations de matières épaisses, & souvent sanguinolentes. Si les vaisseaux du cerveau sont les plus foibles de son corps, il sera atteint de paralysie ou d'apoplexie ; Si les vaisseaux du foie, de la rate, des intestins, ou de quelqu'autre viscère du bas-ventre, sont les plus foibles du corps, il s'y formera ou une inflammation, ou des obstructions, &c. Enfin, l'individu essuyera quelqu'une des maladies composées de la Ve Classe, Section II.

2°. Si une excrétion extraordinaire, qui a été supprimée dans un individu qui

qui a les humeurs âcres, n'eſt pas remplacée par une autre excrétion extraordinaire, ou par l'augmentation des excrétions naturelles, elle cauſéra, eu égard à la diverſe ſtructure des organes de l'individu, l'une des maladies composées de la Ve Claſſe, Section III (§. 376).

3°. Si l'individu, qui a eſſuyé la ſuppreſſion d'une excrétion extraordinaire qui n'eſt pas remplacée par une autre excrétion, eſt ſujet à l'un des virus erratiques; ou ce virus ſe manifeſtera violemment à l'habitude du corps, ſi les vaiſſeaux de l'habitude du corps ſont les plus foibles; ou, ſi dans cet individu, les vaiſſeaux de l'un des viſcères ſont les plus foibles de ſon corps, ce ſera dans ce viſcère foible que le dépôt du virus aura lieu; il en réſultera l'une des eſpèces de maladies composées de la Ve Claſſe, Section III (§. 375), & cette maladie ſera une maladie compliquée (§. 80). Si les excrétions factices habituelles, ou périodiques (§. 510, art. 10), auxquelles un individu a été ſujet pendant long-temps, ſont ſupprimées ſans être remplacées par quelques autres évacuations, cet individu ſera atteint d'une des maladies qui sont causées par les suppressions d'excrétions extraordinaires (§. 376).

516 Les causes des suppressions des excrétions extraordinaires sont en aussi grand nombre, &, à peu près, les mêmes que celles qui produisent la suppression des règles; les plus communes sont 1° une excrétion naturelle qui, augmentée par des abus, par des excès, ou par des médicamens, ou par un changement de genre de vie, diminue une excrétion extraordinaire. Par exemple, les excrétions extraordinaires par la bouche, se suppriment dans un individu à qui il survient une diarrhée très-abondante, causée par des excès d'alimens, ou par des alimens de mauvaise qualité, ou par des purgatifs souvent réitérés pendant quelque temps. Les excrétions extraordinaires, par la bouche, se suppriment dans un individu qui, cessant de mener une vie sédentaire & oiseuse, se livre à de grands travaux, à de grands exercices, qui causent une transpiration très-abondante, & de grandes sueurs. Un individu qui avoit, de temps en temps, périodiquement, ou erratiquement, des urines très-

abondantes & crues, cessera d'avoir cette abondance d'urine crue, s'il fait excès de liqueurs spiritueuses & irritantes; s'il se livre habituellement à des exercices violens qui augmentent la transpiration & excitent des sueurs.

Les sueurs extraordinaires se suppriment dans un individu en qui on provoque les urines par des médicamens, ou en qui la diarrhée survient par des excès d'alimens, ou par des alimens indigestes, ou en qui on excite des selles fréquentes, par des purgatifs répétés pendant quelque temps; ou en qui on provoque, habituellement, les excrétions de la bouche par l'usage de la pipe, & par le tabac.

Il en est de même des autres excrétions extraordinaires, moins importantes, telles que celles par les yeux, par les oreilles, par les glandes de la couronne du gland, & par celles de l'anus.

La suppression d'une excrétion extraordinaire ne cause pas ordinairement de grands désordres, tant qu'elle est remplacée par l'augmentation de quelqu'excrétion naturelle, qui évacue autant d'humeurs que l'excrétion extraordinaire en expulsoit; mais l'excrétion naturelle qui est augmentée, n'évacue pas toujours une quantité d'humeurs pareille à celle qui étoit évacuée par l'excrétion extraordinaire; & l'excrétion naturelle, qui est augmentée, n'évacue pas toujours des humeurs vicieuses qui étoient expulsées par l'excrétion extraordinaire; dans ce cas, la suppression de l'excrétion extraordinaire cause des désordres.

L'augmentation d'une excrétion naturelle, qui supprime totalement une excrétion extraordinaire, est souvent nuisible, si cette excrétion naturelle, augmentée, ne devient pas, elle-même, une excrétion extraordinaire périodique habituelle, ou erratique. Si l'augmentation de l'excrétion naturelle ne dure que pendant quelque temps; tandis qu'elle subsistera, l'organe secrétoire & excrétoire, qui produisoit l'excrétion extraordinaire, se fortifiera; ses vaisseaux n'étant plus dilatés par une affluence d'humeurs, prendront du ton, deviendront plus élastiques, ou ils s'oblitéreront, ou s'obstrueront; & dans le cas où l'excrétion naturelle, qui avoit augmenté, revient à son point ordinaire, l'organe secrétoire & excrétoire, qui fournissoit à l'excrétion extraordinaire, étant trop fort & trop élastique, ou oblitéré & obstrué, les humeurs vicieuses ne peuvent plus être expulsées; elles restent dans la circulation qui les porte & les dépose sur l'organe ou le viscère le plus foible; elles en altèrent les fonctions, & enfin produisent une des maladies composées (§. 515), qui sont souvent funestes lorsque les secours de l'art sont administrés trop tard.

2°. L'air froid & humide, soit qu'on s'y expose habituellement, soit qu'on l'essuie une seule fois dans sa grande rigueur, supprime totalement une excrétion extraordinaire. Par exemple, les sueurs extraordinaires cessent, si, dans des temps froids, on est moins vêtu & moins couvert, pendant la nuit, qu'à l'ordinaire. L'air froid & humide, en diminuant la transpiration, supprime une excrétion extraordinaire par la bouche, ou par les narines; dans le cas où la suppression de la transpiration étant presque totale, il afflue une si grande quantité d'humeurs, soit sur les glandes de la trachée-artère, & des bronches, soit sur les glandes salivaires, soit sur la membrane pituitaire, que ces organes, trop remplis & engorgés, perdent totalement leur ressort, & deviennent incapables de réagir sur les humeurs pour les expulser; les humeurs s'accumulant dans ces organes, s'y épaississent; &, cessant d'être fluides, l'organe est obstrué; les humeurs vicieuses refluent sur l'organe ou le viscère qui est le plus foible; l'air froid & humide, par le même mécanisme, supprime d'autres excrétions extraordinaires.

3°. Les divers genres de vie, & les passions, tels que la tristesse & les chagrins, qui diminuent la transpiration, suppriment à la longue, par le même mécanisme que l'air froid, les excrétions extraordinaires.

4°. La transpiration insensible augmentant par l'air chaud, par les grands travaux du corps, par les grands exercices, par les passions ardentes, par les excès de veilles, de Vénus, de liqueurs spiritueuses, & d'alimens irritans & échauffans, elle supprime les excrétions extraordinaires par la bouche, par les narines, par les selles, &c. Tant que l'augmentation de la transpiration & des sueurs, produite par ces abus, supplée aux excrétions extraordinaires, les suppressions de ces dernières n'ont rien de fâcheux.

5°. Les plaies, qui ſont ſuivies de grandes hémorragies, de violentes contuſions, d'enflure conſidérable; les ulcères qui produiſent une grande effuſion de pus, de ſanie, de matières séreuſes, diminuent & ſuppriment les excrétions extraordinaires.

6°. Les maladies qui affoibliſſent un organe ou un viſcère, & qui le rendent le plus foible & le moins élaſtique de tout le corps, diminuent & ſuppriment une excrétion extraordinaire; alors les humeurs vicieuſes ſont portées & dépoſées dans cet organe ou viſcère le plus foible, & il en réſulte les maux graves (§. 515).

7°. Les maladies qui exigent qu'on augmente beaucoup les excrétions naturelles, ſoit par les purgatifs, les émétiques, les ſudorifiques, & les diurétiques, diminuent & ſuppriment les excrétions extraordinaires, lorſque ces dernières n'ont pas lieu par les organes excrétoires dans leſquels on augmente l'évacuation; & ces médicamens attirent ſouvent, ſur l'organe qu'ils fatiguent & qu'ils affoibliſſent, les humeurs vicieuſes qui s'évacuoient par l'excrétion extraordinaire. Dans ce cas les organes, par le moyen deſquels on expulsoit les causes de la maladie, deviennent le siége d'une nouvelle maladie : ces accidens ont lieu, sur-tout, lorsque les malades sont sujets à des excrétions extraordinaires causées par des virus, & lorsqu'on n'a pas eu la précaution d'appliquer les vésicatoires, & d'en entretenir l'écoulement pendant tout le temps qu'on est obligé d'employer les remèdes évacuans ci-dessus.

Lorsque les évacuations extraordinaires, même celles qui ne sont pas causées par des virus, ont été supprimées, dans le cours d'une maladie qui a exigé un long usage des médicamens évacuans ci-dessus, on n'a rien à craindre de cette suppression, tandis que le malade ou convalescent est, pour ainsi dire, dans un état d'épuisement ; mais dès qu'il sera rétabli, & que ses humeurs se seront renouvellées dans leur quantité ordinaire, il faut veiller à sa santé ; & si l'excrétion extraordinaire, qui subsistoit avant la maladie, ne se rétablit pas, pour peu qu'on aperçoive en lui quelques légères lésions, qu'on ne peut attribuer à aucun abus, il faut travailler à rétablir l'excrétion extraordinaire par les moyens prescrits Section XV ; si on ne peut y réussir, il faut établir celle des excrétions factices (§. 144, art. 6), que le Médecin jugera la plus capable de suppléer à la quantité & à la qualité de l'excrétion extraordinaire supprimée.

Les maux graves (§. 515) qui succèdent aux suppressions d'excrétions extraordinaires, qui sont produites par les causes décrites dans ce Paragraphe, prouvent combien sont dangereux les Empiriques qui arrêtent & suppriment des excrétions extraordinaires (§. 513).

SECTION V.

Des Excrétions extraordinaires de la troisième & quatrième espèce communes aux deux Sexes.

Les excrétions extraordinaires de la troisième & quatrième espèce, communes aux deux sexes, sont tout ce qui est expulsé du corps ; soit par les voies naturelles, communes aux deux sexes ; soit par toute autre partie du corps, de laquelle il ne doit rien sortir de sensible ; & qui est d'une qualité très-différente de ce qui, dans l'état naturel, sort du corps. 517

Ces excrétions extraordinaires sont en grand nombre.

1°. Les excrétions extraordinaires

de la troisième & quatrième espèce, qui se font par les voies ordinaires, communes aux deux sexes, sont le sang, le pus, la sanie qui sortent par la bouche, par les narines, par les yeux, par les oreilles, par le fondement, & par l'urètre ; les sables & les graviers qui sortent par l'urètre ; le velouté de la vessie qui sort par l'urètre ; les calculs biliaires, & les vers qui sortent par le fondement ; le velouté des intestins, qui est expulsé avec du sang, comme il arrive dans la dyssenterie & le ténesme (§. 293 & 366) ; une sérosité légèrement teinte de sang, comme il arrive dans le flux hépatique (§. 295 & 368), du chyle & des alimens non digérés, & non changés, qui sont expulsés par le fondement, comme il arrive dans la lienterie, & dans la passion cœliaque (§. 294 & 369) ; tout ce qui est expulsé de l'estomac par des vomissemens, soit des alimens digérés, ou non digérés, soit du sang, du pus, de la sanie, soit des matières bilieuses, glaireuses, pituiteuses, séreuses, &c.

2°. Les excrétions extraordinaires par les voies ordinaires, communes au deux sexes, qui sont pénibles &

douloureuſes ; par exemple, les ſelles, qui ont lieu avec peine & avec douleur, comme il arrive dans la dyſſenterie & le téneſme ; lorſque les hémorroïdes ſont fort tuméfiées ; lorſqu'il y a des tumeurs inflammatoires, ou lymphatiques près de l'anus ; les urines qui ne ſortent qu'avec douleur & avec effort, comme il arrive lorſqu'il y a des graviers dans l'urètre, lorſqu'il y a une pierre au col de la veſſie ; lorſqu'il y a des carnoſités, des tumeurs lymphatiques ou inflammatoires dans l'urètre.

3°. Les excrétions extraordinaires qui ſe font par les voies ordinaires, communes aux deux ſexes, involontairement, & ſans qu'on puiſſe les contenir. Par exemple, tout ce qui ſort par l'anus ſans qu'on puiſſe le contenir un inſtant, comme il arrive aux gens dont le ſphincter eſt paralyſé, ou a été déchiré ou coupé dans l'opération de la fiſtule, ou détruit par la ſuppuration ; l'écoulement involontaire & continuel de l'urine, qui a lieu dans la paralyſie du ſphincter de la veſſie, & lorſque le ſphincter a été détruit par un ulcère.

4°. Les excrétions extraordinaires,

communes aux deux sexes, qui se font par diverses parties du corps, desquelles il ne doit rien sortir, dans l'état sain, que la transpiration & la sueur; par exemple, le pus d'un abcès, qui se forme une issue à travers les tégumens; les sérosités âcres & visqueuses, qui se font une issue au travers de la peau, & y font des gerçures & des crevasses; le sang qui sort d'une plaie; le pus & la sanie qui coulent d'un ulcère; les écoulemens produits par le séton, le cautère, le sainbois, les vésicatoires, & autres épispastiques.

Les excrétions extraordinaires de sang, par les voies communes aux deux sexes, sont causées ou par de grands excès, ou par la pléthore vraie, ou fausse (§. 273), ou par des obstructions (§. 266), ou par l'âcreté du sang & la foiblesse des vaisseaux sanguins (§. 285), ou par des virus, ou par des poisons qui corrodent des vaisseaux; & quelquefois, par des médicamens âcres & irritans, employés mal à propos.

Les excrétions extraordinaires de pus & de matières sanieuses, par les voies communes aux deux sexes, sont produites ou par des ulcères intérieurs (§. 95), qui succèdent à des tubercules & à des obstructions (§. 266), ou par des ulcères intérieurs qui succèdent aux trois premières espèces d'inflammations (§. 274), ou par des ulcères qui sont causés par des virus, qui ont produit dans l'intérieur, la quatrième espèce d'inflammation (§. 284), qui s'est terminée par la suppuration, ou par des ulcères qui ont succédé à la cinquième espèce d'inflammation (§. 284), produite par des causes externes.

Le plus grand nombre des excré- 518
tions extraordinaires, communes aux deux sexes (§. 517, art. 1), sont jointes à des lésions d'autres fonctions, & font partie des lésions des maladies composées aiguës, ou chroniques, & sont des excrétions que nous avons nommées excrétions extraordinaires de la 3ᵉ espèce (§. 444, art. 5).

Les excrétions extraordinaires communes aux deux sexes (§. 511, art. 2, 3 & 4 qui sont jointes à des vices constans des organes, sont aussi des excrétions que nous avons nommées excrétions extraordinaires de la troisième espèce (§. 444, art. 5).

Ces excrétions extraordinaires de la

troisième espèce, faisant partie de maladies composées, dont elles sont causes ou effets; nous en faisons la description, & nous en prescrivons le traitement, dans les Classes auxquelles appartiennent les maladies composées aiguës ou chroniques, dont ces excrétions font partie; & pour éviter les répétitions, nous ne parlerons plus, dans cette Classe, des excrétions de la troisième espèce.

Dans cette Classe, nous ferons la description, & nous prescrirons le traitement des excrétions que nous avons nommées excrétions extraordinaires de la quatrtème espèce (§. 444, art. 5.), & qui ont lieu dans des individus qui, à ces vices d'excrétions près, n'éprouvent aucune lésion constante; qui n'ont aucun vice constant dans l'organe où se fait l'excrétion, & qui, enfin, paroissent dans un état de santé.

Les excrétions extraordinaires de la quatrième espèce, communes aux deux sexes, ne sont pas ordinairement habituelles; elles sont, le plus communément, périodiques ou erratiques; telles sont les excrétions extraordinaires suivantes.

1°. Le saignement de nez qui a lieu, fréquemment, dans les jeunes gens, qui, ordinairement, est erratique dans les garçons au-dessous, & aux environs de l'âge de puberté; & qui, souvent, est périodique dans les filles, avant l'âge nubile, & même dans les commencemens du temps où elles sont réglées. Ces saignemens de nez sont salutaires dans les jeunes gens qui mangent beaucoup, qui digèrent bien, qui ne font presque point d'exercice, & qui ont beaucoup d'humeurs; ils les délivrent d'un superflu d'humeurs qui leur causeroit des maladies graves. Les saignemens de nez cessent souvent à l'âge de puberté & à l'âge nubile; sur-tout lorsque les jeunes gens se livrent à des exercices plus forts, lorsqu'ils mangent moins, ou lorsqu'ils se marient. Dans ces cas, la cessation des saignemens de nez, n'est suivie d'aucun accident. Mais si ces jeunes gens continuent à manger beaucoup; s'ils ne changent rien dans leur genre de vie; la suppression du saignement de nez n'étant pas remplacée il s'ensuit des maladies graves.

Les saignemens de nez dans les jeunes gens maigres, qui croissent beaucoup, qui mangent peu, annoncent l'âcreté des humeurs. S'ils cessent dans l'âge adulte, sans être remplacés par un genre de vie qui augmente les excrétions naturelles, ou s'il ne survient pas quelqu'autre excrétion extraordinaire, cette suppression sera suivie de quelqu'une des maladies de la Ve classe, Section III.

Les saignemens de nez, qui ne commencent à avoir lieu qu'à l'âge adulte, quoiqu'ils ne soient accompagnés d'aucune autre lésion, demandent beaucoup d'attention; ils sont toujours produits, ou par des excès, ou par la pléthore, (§. 273), ou par des obstructions, (§. 266), ou par l'âcreté du sang, & la foiblesse des vaisseaux sanguins, (§. 285), ou par des virus. Les crachemens de sang erratiques ou périodiques, qui ont lieu sans toux, & qui viennent du sang qui coule des narines, dans la bouche, ou qui coule de quelques petits vaisseaux rompus dans la gorge, ou dans les gencives, (dans des individus qui n'ont nuls symptômes de scorbut), sont produits par les mêmes causes; ils sont de la même utilité dans les jeunes gens, & leur suppression est suivie des mêmes accidens que celle de la suppression des saignemens de nez.

3°. Les expectorations de sang périodiques, ou erratiques, à quelque âge qu'elles se déclarent, quoiqu'elles ne soient accompagnées d'aucune autre lésion, excepté plus ou moins de toux, annoncent ordinairement l'une des causes graves, (art. 1); quelquefois, les expectorations de sang, sont périodiques dans les jeunes filles, & dans les femmes qui ne sont pas réglées; & elles cessent dans les jeunes filles, & dans les femmes, sans être suivies d'accidens, lorsqu'on est parvenu à leur procurer des règles regulières. Quelquefois ces expectorations de sang, erratiques ou périodiques, sont causées par des varices qui s'ouvrent dans les bronches où dans la trachée artère; dans ces cas, le sang qu'on expectore est noirâtre & en caillots. Les expectorations de sang de cette espèce, sont moins dangéreuses que celles qui ont lieu par des ruptures de vaisseaux, & dans lesqu'elles le sang est d'un rouge vif. On voit des gens des deux sexes, qui sont sujets à des expectorations erratiques & périodiques, d'un sang noirâtre & variqueux, qui sont incommodés, oppressés & qui toussent beaucoup, lorsqu'ils ont été long-tems sans cracher du sang, & dont le malaise, l'oppression & la toux cessent; & enfin, dont la santé se rétablit, lorsqu'ils ont expectoré, comme à leur ordinaire, une médiocre quantité de sang noirâtre; & qui vivent long-tems. Plus l'expectoration du sang est abondante, plus elle est redoutable; soit qu'il vienne de ruptures de vaisseaux, ou de varices.

4°. Les vomissemens de sang erratiques, ou périodiques, qui ont lieu dans les deux sexes, sans qu'aucune autre fonction soit lésée notablement, sont toujours causés, ou par l'ouverture de quelques varices, ou par quelqu'une des causes graves, (art. 1). Ceux qui sont causés par des varices, & dans lesquels on rend peu de sang, sont moins redoutables que ceux qui sont causés par des ruptures de vaisseaux. On voit des gens sujets à ces vomissemens de sang variqueux, en petite quantité, qui vivent long-tems; & qui disent éprouver constamment un mieux-être pendant quelque-tems, toutes les fois qu'ils ont essuyé ces vomissemens d'une petite quantité de sang noirâtre.

5°. Le sang qui sort périodiquement, ou erratiquement par le fondement, est produit, ou par la rupture de quelques vaisseaux sanguins dans les intestins, qui a eu lieu par quelqu'une des causes graves, (art. 1); ou il est causé par quelques varices situées au fondement qu'on nomme hémorroïdes, qui s'ouvrent en dedans, ou en dehors, du fondement, & répandent d'abord un sang noirâtre; ensuite, lorsque l'écoulement est abondant, c'est un sang vermeil.

Il est facile de s'assurer si le sang qui sort par le fondement, sort d'hémorroïdes internes ou externes, ou s'il vient de quelques vaisseaux qui sont ouverts dans le canal intestinal. Le plus souvent, le flux hémorroïdal est précédé par des douleurs & un embarras dans le fondement, qui sont causés par le gonflement des hémoroïdes, qui, quelquefois, est très-considérable à l'extérieur; ou si le flux hémorroïdal vient d'hémorroïdes internes, & s'il a lieu, sans avoir été précédé par des douleurs & embarras dans le fondement, & sans qu'on aperçoive aucune hémorroïde à l'extérieur, il faut faire tâter dans l'intérieur du fondement, & on y sentira des hémorroïdes internes. L'écoulement du sang qui a lieu par le fondement, sans qu'on découvre des hémorroïdes, ni externes, ni internes, vient de quelques vaisseaux qui sont rompus dans le canal intestinal ; il est toujours très-dangereux, lorsqu'il est abondant, & qu'il n'est point mêlé avec des glaires ou avec le velouté des intestins, comme il l'est dans la dyssenterie. Quoique les gens qui éprouvent cette espèce d'écoulement, périodiquement, ou erratiquement, disent qu'ils sont toujours mieux après l'avoir essuyé, qu'ils n'étoient auparavant; ils ne vivent pas long-tems, & ils périssent, ou par des obstructions qui ont lieu dans quelques viscères du bas-ventre, ou ils succombent à la maladie noire.

Mais le flux hémorroïdal périodique ou erratique, est toujours très-utile lorsqu'il n'est pas très-fréquent & très-abondant, parce que, quoiqu'il soit toujours produit par l'une des causes graves, (art. 1), il garantit d'autres organes essentiels de l'impression de la trop grande quantité, & de la mauvaise qualité du sang; ainsi il préserve de la pléthore, des ruptures de vaisseaux dans les viscères, des inflammations, &c.

6°. Le sang qu'on rend par l'urètre, erratiquement, & quelquefois pendant plusieurs jours consécutifs ; s'il est en petite quantité ; s'il est mêlé avec des glaires & des mucosités ; si cet écoulement a été précédé par une douleur dans le col de la veſſie, qui répond au fondement; s'il a été précédé par des beſoins d'uriner très-douloureux & très-fréquens, & pour n'uriner que quelques gouttes; il eſt ordinairement cauſé (dans ce cas), par une pierre ou calcul dans la veſſie. On doit s'aſſurer de cette cauſe, par le moyen de la ſonde, & y remédier par la lithotomie.

Quelquefois, le piſſement de ſang eſt cauſé par des pierres ou graviers dans les reins, qui y ont déchiré quelques vaiſſeaux; alors il a lieu ſans douleur, ni dans le col de la veſſie, ni dans l'urètre, & il a été précédé par des douleurs dans les reins, quelquefois par des coliques néphrétiques; quelquefois il a été précédé par des graviers que l'individu a rendus par l'urètre. Dans tous ces cas, il y a lieu de juger que le ſang vient des reins ou des uretères.

Quelquefois, le piſſement de ſang eſt produit par des varices qui s'ouvrent dans la veſſie; alors le ſang eſt noirâtre & glaireux.

Le piſſement de ſang, eſt rarement périodique, excepté dans les femmes, en qui il est produit, quelquefois, par la suppression des règles, qui cause des ruptures de vaisseaux dans les reins, ou dans les uretères, ou dans la vessie. Le pissement de sang est toujours dangereux, puisqu'il est toujours produit ou par des pierres ou calculs, ou par les causes (art. 1), ou par des varices auxquelles succèdent souvent des ulcères dans la vessie.

Excepté les saignemens de nez, les crachemens de sang, sans toux, & le flux hémorroïdal périodique ou erratique, toutes les excrétions de sang qui se font par les organes excrétoires, communs aux deux sexes, menacent d'un danger d'autant plus imminent, qu'elles sont en plus grande quantité, & qu'elles sont plus fréquentes; même les excrétions de sang qui sont produites par des varices dans des viscères, sont, le plus souvent, fort dangereuses; & quoique beaucoup d'individus se trouvent mieux après les avoir essuyées, qu'ils n'étoient auparavant; & quoiqu'il y en ait quelques-uns qui ne les éprouvent qu'en petite quantité, & peu fréquemment; la plupart ne les supportent pas long-tems sans tomber dans des fièvres lentes inguérissables.

Quoique les ſaignemens de nez, les crachemens de ſang, ſans toux, & le flux hémorroïdal périodique ou erratique, dans les adultes, ſoient toujours produits par quelqu'une des cauſes graves, (art. 1), jointe à la foibleſſe des vaiſſeaux ſanguins de ces organes; ils ſont très-avantageux aux pléthoriques, en ce que, à meſure que la maſſe du ſang augmente, une portion de cette maſſe s'évacuant de tems-en-tems, par ces vaiſſeaux foibles très-ſuſceptibles de dilatation & de rupture, les individus ſont préſervés de la grande pléthore, qui, ſans ces évacuations, parviendroit au point d'engorger & de rompre des vaiſſeaux dans les viſcères les plus forts.

Ces ſaignemens de nez, ces crachemens de ſang, ſans toux, & le flux hémorroïdal périodique ou erratique, ſont très-avantageux aux individus qui ont les humeurs âcres (§. 410), & aux individus qui ſont atteints des virus erratiques (§. 411), en ce que une portion des humeurs âcres, s'évacuant de tems en tems, par les organes foibles, les vaiſſeaux des viſcères, ſont moins dilatés, moins irrités, & par-conſéquent moins expoſés aux engorgemens inflammatoires, aux déchiremens, & aux ruptures.

L'observation apprend que beaucoup de gens qui ont passé l'âge de quarante ans, qui ont les signes de la pléthore (§. 347), qui, habituellement, font excès d'alimens très-succulens, qui font peu d'exercice; & qui sont sujets à ces saignemens de nez, à ces crachemens de sang, sans toux, & au flux hémorroïdal, périodique ou erratique qui ne sont pas excessifs, parviennent, malgré leurs excès, à un âge très-avancé, pourvu que ces excrétions ne deviennent ni plus rares ni moins abondantes.

L'observation apprend que la plupart des individus dont les humeurs sont âcres (§. 410), & que ceux qui sont sujets à l'un des virus erratiques (§. 411), commettent beaucoup d'abus d'alimens très-assaisonnés, de liqueurs spiritueuses, de veilles, de travail du cabinet; & que, malgré tous ces abus, tant que les excrétions extraordinaires de la quatrième espèce, auxquels ils sont sujets, ne diminuent ni en quantité, ni en fréquence, ils n'éprouvent point d'augmentation sensible de l'âcreté de leurs humeurs; ils n'éprouvent que rarement

rarement des attaques des virus, auxquels ils ſont ſujets à l'habitude du corps, & ils ne ſont point expoſés à l'action de ces virus ſur les viſcères; & que dans les cas où, par quelque imprudence, ou par quelque accident, le virus eſt répercuté de l'habitude du corps; le plus ſouvent, cette répercuſſion ne produit d'autre effet, que de cauſer le retour & l'augmentation de l'excrétion extraordinaire; & qu'enfin tant que ces individus conſervent, de temps en temps, ces excrétions de ſang, ils ſont, malgré leurs excès, moins valétudinaires, & vivent plus long-temps que d'autres individus, qui ont auſſi les humeurs âcres, ou qui ſont atteints de quelqu'un des virus erratiques; mais qui ne ſont pas ſujets à ces excrétions de la quatrième eſpèce, ni à aucune excrétion de la ſeconde eſpèce.

Mais le ſaignement de nez & le flux hémorroïdal périodique ou erratique, ſont nuiſibles aux individus qui ont paſſé l'âge de quarante ans, & qui ont les humeurs épaiſſes, (§. 408), & à ceux qui ont une ſurabondance de ſéroſités (§. 409), parce que, dans ces individus, les excrétions de ſang ſont toujours cauſées par des obſtructions, ou non-palpabses, ou palpables dans quelques viscères; & parce que dans les individus, de ces constitutions, tous les vaisseaux sont naturellement peu forts & peu élastiques, & que les évacuations de la portion rouge du sang, affoiblissent les vaisseaux & en diminuent l'élasticité; &, qu'en conséquence, les vaisseaux agissant foiblement sur les humeurs, leur épaississement augmente & les engorgemens & obstructions s'accroissent.

L'observation apprend, que dans les individus de ces constitutions, & de cet âge, si les obstructions dans le bas-ventre n'étoient pas palpables, lorsque les excrétions de sang ont commencé à avoir lieu, elles deviennent très-palpables après quelque retour de ces excrétions; & qu'ensuite, elles font des progrès très-rapides auxquels succèdent & des excrétions de sang plus abondantes que dans les commencemens, & des extravasations de sérosités dans le tissu cellulaire de l'habitude du corps; & enfin, quelqu'une des espèces d'hydropisie (§. 266).

Les traitemens des différentes espèces d'excrétions de sang, sont prescrites Section XVI.

7°. Dans les deux ſexes, les ſables rouges qui reſſemblent à de la brique pilée, les graviers, les mucoſités tranſparentes, très-viſqueuſes, qui ſortent périodiquement, ou erratiquement par l'urètre, ſans qu'on aperçoive aucune léſion d'autre fonction, & aucun vice conſtant d'organe, ſont encore des excrétions extraordinaires de la quatrième eſpèce.

Les ſables rouges qui ſont entraînés par les urines, annoncent qu'il y a des obſtructions commençantes ou formées dans quelques viſcères du bas-ventre ou dans le poumon.

L'obſervation apprend que, quoiqu'on ne découvre aucune obſtruction dans le bas-ventre, & que, quoiqu'il n'y en ait aucun ſigne dans le poumon, dans les commencemens que l'on rend ces ſables périodiquement ou erratiquement, ſi les individus qui ſont ſujets à rendre ces ſables, n'emploient pas les moyens pour remédier aux obſtructions commençantes ou commencées (§. 336), ils ſeront atteints d'obſtructions palpables (§. 339 & 340) dans le bas-ventre; ou ils en éprouveront les ſignes dans la poitrine, par la difficulté de reſpirer, par la toux, par des attaques d'asthme, ou par l'hydropisie de poitrine.

Les graviers se forment dans les reins, d'où par le moyen des uretères, ils parviennent dans la vessie.

L'observation apprend que les individus les plus sujets aux graviers, sont ceux qui mènent une vie fort sédentaire, qui ont les humeurs épaisses, ou qui sont sujets à la goutte, aux dartres & au rhumatisme.

Les graviers sont quelquefois en si grande quantité, qu'ils bouchent les uretères, empêchent que les urines ne parviennent à la vessie, causent des douleurs très-vives qui ont leur siége dans le trajet de l'uretère, depuis le rein jusqu'à la vessie. Si on ne peut faire couler les urines & les graviers dans la vessie, l'inflammation succède à la douleur; enfin la suppuration ou la gangrène succède à l'inflammation, si on n'y remédie. Quelquefois les graviers sont si gros, qu'ils bouchent l'urètre, empêchent l'excrétion de l'urine, & obligent quelquefois, dans les hommes, à faire une incision à l'urètre pour extraire le gravier.

Les mucosités transparentes, visqueuses, qu'on nomme le velouté de la vessie, qui sortent avec l'urine par l'urètre, sont ordinairement des signes de la pierre ou calcul de la vessie, ainsi que nous l'avons vu (art. précédent); alors cette excrétion extraordinaire est journalière, sur-tout, si les gens qui sont atteints de la pierre, marchent beaucoup, ou s'ils vont en voiture ou à cheval tous les jours. Quelquefois cette excrétion de mucosités est causée par des humeurs âcres qui irritent la vessie; dans ce cas, elle est souvent erratique & rarement périodique; & l'exercice, soit à pied, soit à cheval, soit en voiture, n'influe pas sur les retours; mais les excès d'alimens de haut goût, les liqueurs irritantes, les veilles & les travaux contentieux en rendent les retours plus fréquens & de plus longue durée.

8°. Dans l'état sain, il ne doit rien sortir de l'estomac par la bouche; ainsi toutes les espèces de vomissemens, les nausées, les rots, sont des excrétions extraordinaires de la troisième ou quatrième espèce. Ce sont des excrétions extraordinaires de la troisième espèce, lorsqu'elles sont jointes à des lésions de quelques fonctions. Ce sont des excrétions de la quatrième espèce, lorsqu'elles ont lieu, ou habituellement tous les jours, le matin ou le soir, ou dans le cours du jour ou de la nuit; lorsqu'elles ont lieu périodiquement, ou erratiquement dans des individus qui, à ces excrétions près, n'éprouvent aucune lésion, & font bien toutes leurs fonctions, (§. 444, art. 5.)

Nous avons parlé (art. 4°.) des vomissemens de sang habituels périodiques & erratiques, de leurs causes & de leurs suites. Les autres vomissemens de la quatrième espèce, qui sont habituels ou périodiques ou erratiques, sont ou de matières glaireuses ou de matières visqueuses, qu'on nomme pituite, ou de matières séreuses, ou de matières jaunâtres, ou verdâtres ou d'alimens.

Les vomissemens d'alimens qui sont habituels, & qui se répètent plusieurs fois, après chaque repas, & qui ne sont, dans les commencemens, que l'expulsion d'une petite gorgée d'alimens, & qui, par la suite, font l'expulsion d'une plus grande quantité d'alimens, annoncent le rétrécissement du pylore, causé par de petites tumeurs qui se sont formées dans son intérieur; ou par l'engorgement & l'obstruction des parois du pylore.

Les vomissemens de matières bilieuses, visqueuses, glaireuses, séreuses, sont produits par les mêmes causes que celles qui produisent les excrétions extraordinaires de la seconde espèce, & ils sont de la même utilité, lorsqu'ils ne sont pas excessifs ; leur suppression est aussi dangereuse que celle des excrétions extraordinaires de la deuxième espèce. Ainsi, tout ce qui a été dit des excrétions excrémenticielles extraordinaires de la seconde espèce, dans la Section précédente, doit s'appliquer à ces vomissemens habituels, périodiques & erratiques.

9°. Les vers qui sont expulsés du corps, soit par les vomissemens, soit par les selles, dans des individus qui n'éprouvent les lésions d'aucune autre fonction, sont des excrétions de la quatrième espèce. Le corps humain est sujet à quatre espèces de vers, savoir, les lumbrics, les ascarides, les cucurbitains & le tænia ou ver solitaire. Les lumbrics sont semblables aux vers de terre ; ils sont les plus communs, sur-tout dans les enfans & dans les jeunes gens au-dessous de l'âge adulte.

Les signes que donnent plusieurs Praticiens de l'existence des vers lumbrics, sont le teint blême, des démangeaisons au nez, des urines blanchâtres, des douleurs dans le ventre, des mouvemens insolites que les individus ressentent, soit dans l'œsophage, soit dans la gorge, soit dans l'estomac, soit dans le ventre. Ces signes n'annoncent pas indubitablement l'existence des vers lumbrics. Ces signes peuvent être produits par d'autres causes, par exemple, par des lésions de la digestion. Ces signes existent souvent sans qu'il y ait des vers; on en a la preuve, en ce que dans des espèces de fièvres, causées par les lésions de la digestion, dans lesquelles on est obligé de purger beaucoup, & dans lesquelles ces signes qu'on dit annoncer l'existence des vers, existent, on ne voit pas que les purgations répétées entraînent des vers. Il y a d'autres espèces de fièvres causées par des lésions de la digestion, qui exigent beaucoup de purgations, & dans lesquelles, quoique les malades n'aient aucun des signes qu'on dit annoncer les vers, ils rendent beaucoup de vers, soit par les selles, soit par le vomissement. Il n'y a donc point d'autres signes certains de l'existence des vers, que dans leur expulsion, soit par haut, soit par bas.

Les ascarides sont de très-petits vers qui ont ordinairement leur siége dans le rectum, très-près de l'anus, où ils causent de très-grandes démangeaisons, des irritations, & des besoins très fréquens, mais souvent vains, d'aller à la selle. On n'est assuré de l'existence de ces vers, que lorsqu'on en voit quelques-uns dans les selles, ou lorsqu'on en aperçoit à l'anus.

Les vers cucurbitains sont plats, d'une forme ovale, à-peu-près pareille à celle de la graine de courge, dont ils n'excèdent ni la longueur, ni la largeur ; ils sont même ordinairement moins larges. On n'est assuré de leur existence, que lorsqu'on en aperçoit dans les selles. Cette espèce de vers est rare. Le tænia, qu'on nomme ver solitaire, parce qu'il est ordinairement seul dans un individu, est rare. Il y a deux espèces de tænia ; l'un est une bande très-longue, qui est festonnée, & qui paroît être formée d'un très-grand nombre de vers cucurbitains, qui sont unis les uns aux autres par les deux extrémités ; l'autre ne paroît être qu'une bandelette platte, unie dans ses bords, qui a quatre ou cinq lignes de largeur. Les vers de ces deux espèces sont extrêmement longs. On a vu des malades en rendre des parties qui avoient plusieurs aunes de longueur. On a vu des malades en rendre successivement plus de douze aunes.

Des Praticiens donnent pour signes de l'existence de ces deux espèces de vers, une faim très-vive & très-fréquente, des mouvemens très-fréquens & très-considérables, soit dans le ventre, soit dans l'estomac, des chatouillemens & des mouvemens dans l'œsophage, des coliques, & une très-grande maigreur, quoiqu'on mange beaucoup & qu'on n'ait aucun signe de mauvaises digestions. Tous ces signes ne sont pas certains; ils existent quelquefois, pendant long-temps, dans un individu, sans qu'il rende aucune partie de ver solitaire; quelquefois un individu rend des parties de ver solitaire, sans avoir eu aucun de ces signes.

Quoiqu'on ait rendu plusieurs parties d'un ver solitaire, cet animal ne périt pas; la partie qui reste, reforme, comme les polypes, l'animal vivant & tout entier.

Lorsqu'on a vu rendre par le vomissement & par les selles, une partie du ver solitaire, ou quelques vers des espèces ci-dessus, on doit avoir recours aux remèdes qui sont prescrits dans la dernière Section de cette Classe.

Fin du Tome cinquième.

TABLE

Des Matières contenues dans le cinquième Tome.

A

Age nubile auquel les règles commencent, paragraphe 451, page 35

Age critique auquel les règles cessent, paragraphe 456. 41

C

Calculs biliaires, leurs symptômes, paragraphe 448. 29

Leurs traitemens, paragraphe 450. 33

Crachemens de sang, sans toux. 304

E

Excrétions naturelles; excrétions extraordinaires de la première, seconde, troisième & quatrième espèces habituelles, périodiques & erratiques; excrétions factices ou artificielles; leur définition, paragraphe 444. 1

O 6

Pages

Excrétions recrémentitielles & excrémentitielles ; leur description, paragraphe 445. 18

Excrétion de la bile ; signe qui est propre à la lésion de cette Excrétion, paragraphe 447. 27

Excrétion de la bile diminuée ou supprimée par des calculs biliaires ; les symptômes, paragraphe 448. idem.

Excretions extraordinaires, particulières au sexe, paragraphe 491. 201

Excrétions extraordinaires de la première espèce, communes aux deux sexes, paragraphe 497. 211

Excrétions extraordinaires de la seconde espèce, communes aux deux sexes, paragraphe 497. 211

Excrétions extraordinaires de la seconde espèce, habituelles, périodiques ou erratiques, communes aux deux sexes, paragraphe 499. 214

Excrétions extraordinaires excrémentitielles, de la seconde espèce, qui ont lieu par la bouche, paragraphe 500. 216

Excrétions extraordinaires de la seconde espèce, qui ont lieu par les narines, paragraphe 501. 222

Excrétions extraordinaires de la seconde

Pages

espèce, qui ont lieu par les yeux, paragraphe 502. 223

Excrétions extraordinaires de la seconde espèce, qui ont lieu par les oreilles, paragraphe 503. 224

Excrétions extraordinaires de la seconde espèce, qui ont lieu par la peau, paragraphe 504. 225

Excrétions extraordinaires de la seconde espèce, qui ont lieu par l'urètre, paragraphe 505. 225

Excrétions extraordinaires de la seconde espèce, qui ont lieu par les selles, paragraphe 506. 226

Excrétions extraordinaires de la seconde espèce, sont avantageuses, paragraphe 507. 227

Excrétions extraordinaires de la seconde espèce, peu communes dans les enfans, paragraphe 508. 229

Excrétions (les) extraordinaires de la seconde espèce, supprimées, sont souvent causes de maladies; quelquefois elles sont des crises salutaires dans les maladies, paragraphe 509. 231

Excrétions (les) extraordinaires de la seconde espèce, sont produites par un concours de causes diverses dans les divers individus, paragraphe 510. 238

Pages

Excrétions (les) extraordinaires de la seconde espèce sont produites par la trop grande quantité d'humeurs, art. 1. 241

Par l'épaississement des humeurs, art. 2. 243

Par la surabondance des sérosités, art. 3. idem.

Par l'âcreté des humeurs, art. 4. 244

Par le virus dartreux ou goutteux, ou rhumatismal répercuté, art. 5. idem.

Par la gale, ou par des boutons au visage, ou par le corps, ou par des érysipèles, ou par d'autres éruptions qui ont été répercutées, art. 6. 246

Par la diminution ou suppression d'une excrétion naturelle quelconque, art. 7. idem.

Par la réunion de plusieurs vices des humeurs, art. 8. 247

Par la foiblesse de plusieurs organes secrétoires & excrétoires, joints à quelques vices des humeurs dans le même individu, art. 9. 248

Par la diminution & suppression de quelque excrétion factice, art. 10. 249

Pages

Excrétions (*les*) *extraordinaires de la seconde espèce, sont très-utiles à la santé d'un grand nombre d'individus, paragraphe* 511. 251

A ceux qui ont trop d'humeurs, art. 1. 252

A ceux qui ont les humeurs épaisses, art. 2. 253

A ceux qui ont une surabondance de sérosités, art. 3. 254

A ceux qui ont les humeurs âcres, art. 4. 255

A ceux qui sont atteints de l'un des virus erratiques, art. 5. idem.

A ceux qui sont d'une constitution vicieuse, art. 6. 257

A ceux qui réunissent plusieurs vices de constitution, art. 7 & 8. idem.

A tous les individus des deux sexes, même de la bonne constitution, qui ont passé l'âge de quarante ans, art. 9. 259

Excrétions (*les*) *extraordinaires de la seconde espèce, sont toujours nuisibles, lorsqu'elles sont excessives; lorsqu'elles sont causées uniquement par la foiblesse d'un organe secrétoire, elles sont souvent nuisibles, paragraphe* 512. 262

Excrétions (*les*) *extraordinaires de la*

Pages

seconde espèce, causées dans les enfans, uniquement par la foiblesse des organes excrétoires, cessent souvent dans l'âge de puberté, §. 513. 267

Excrétions (les) extraordinaires de la seconde espèce, causées uniquement par la foiblesse des organes excrétoires, sont rares dans les adultes, paragraphe 513. 268

Excrétions (les) extraordinaires, arrêtées par des empiriques, causent souvent les maladies les plus graves, paragraphe 513. 269

Excrétions (les) extraordinaires, selon que l'évacuation est plus ou moins proportionnée aux vices de constitution des individus, sont plus ou moins utiles, paragraphe 514. 276

A ceux qui font des excès de table, art. 1. 277

A ceux qui ont les humeurs épaisses, art. 2. 279

A ceux qui ont les humeurs âcres, art. 3. 281

A ceux qui sont atteints d'un virus erratique, art. 4. 283

Excrétions (les) extraordinaires de la seconde espèce, sont quelquefois des crises salutaires dans les maladies

Pages
aiguës & chroniques, art 5. 285
Excrétions (les) extraordinaires, supprimées, causent d'autres excrétions extraordinaires, ou des maladies aiguës ou chroniques, paragraphe 515. 287
Excrétions (les) extraordinaires, sont supprimées par un grand nombre de causes, paragraphe 516. 290
Par des excrétions naturelles, qui sont augmentées par des abus, par des excès, par des médicamens, art. 1. idem.
Par l'air froid & humide, art. 2. 293
Par les passions, art. 3. 294
Par l'augmentation de la transpiration insensible, art. 4. idem.
Par des plaies, art. 5. 295
Par des maladies qui affoiblissent un viscère ou organe, art. 6. idem.
Par des maladies qui exigent qu'on augmente beaucoup les excrétions naturelles, art. 7. idem.
Excrétions (les) extraordinaires de la troisième & quatrième espèces communes aux deux sexes; leur description, paragraphe 517. 297
Excrétions (les) extraordinaires de la quatrième espèce, communes aux deux

Pages

sexes, sont ordinairement périodiques ou erratiques; leur énumération, paragraphe 518. 301

Excrétions (les) de sang, le plus souvent, annoncent des causes graves, art. 3 & suivans. 304

Excrétions de sang; quelques-unes sont fort utiles, d'autres sont très-dangereuses. 310

Expectorations de sang, ou crachemens de sang avec toux, annoncent des causes graves, art. 3. 304

F

Fièvres de lait, moins considérables dans les femmes qui nourrissent que dans celles qui ne nourrissent pas, paragraphe 478. 160

Fleurs blanches causées par des excès d'alimens & par des alimens âcres, paragraphe 467. 98

Par des abus & excès de diverses boissons, paragraphe 468. 105

Par l'excès de repos & de sommeil, paragraphe 469. 113

Par les excès de travail, d'exercice & de veilles, paragraphe 470. 115

Par des passions, parag. 471. 117

Pages

Par des suppressions d'excrétions naturelles ou extraordinaires, paragraphe 472. 123

Par des lésions de fonctions, paragraphe 473. 125

Par des causes externes, paragraphe 475. 135

Fleurs blanches habituelles, périodiques ou erratiques, paragr. 492. 203

Fleurs blanches (les) supprimées, causent des maladies plus ou moins graves, paragraphe 493. 204

Fleurs blanches accidentelles, paragraphe 494. 207

Flux hémorroïdal, utile, lorsqu'il n'est ni très-fréquent, ni excessif, art. 5. 306

I

Ictère; ses diverses causes; son traitement, paragraphe 447. 27

L

Lait (le) commence à se former dans les derniers mois de la grossesse; après l'accouchement, il acquiert peu à peu de la consistance, paragraphe 478. 160

Lésions de la secrétion & de l'excrétion du

Pages

lait, causées par des vices d'organisation des seins, art. 1 & 2. 165 & 167
Causées par l'air froid, paragraphe 479. 168
Par la grande chaleur, paragraphe 480. 170
Par la trop grande quantité, par la mauvaise qualité, & par le défaut d'alimens, paragraphe 481. 171
Par la quantité & la mauvaise qualité des boissons, paragraphe 482. 173
Par les travaux fatigans, les exercices violens, les excès de veilles, paragraphe 483. 175
Par les excès de repos & de sommeil, paragraphe 484. 176
Par les passions violentes, paragraphe 485. 177
Par l'augmentation des excrétions naturelles, ou par des excrétions extraordinaires, paragraphe 486. 178
Par la suppression de quelque excrétion naturelle, ou de quelque excrétion extraordinaire, paragraphe 487. 185
Par des lésions de fonctions prin-

Pages

cipales, paragraphe 488. 191

Par des virus, paragraphe 489. 196

Par des causes externes, paragraphe 490. 199

Lésions des excrétions récrémenticielles & excrémenticielles, leurs causes, & leurs traitemens, paragraphe 445. 18

Lésions de l'excrétion des sucs digestifs, leurs causes, leurs traitemens, paragraphe 446. 25

Lésion de l'excrétion de la bile, le signe qui lui est propre, paragraphe 447. 27

Lésion de l'excrétion de la bile causée par des calculs biliaires, paragraphe 448. 29

Son traitement, paragraphe 450. 39

Lochies (les) ou *Vidanges, paragraphe* 477. 152

Lochies (les) *sont peu abondantes & durent peu de temps dans les femmes qui nourrissent.* 155

Lochies (les) *ordinairement sont très-abondantes & durent long-temps dans les femmes qui ne nourrissent pas.* Ibid.

P

Pertes utérines causées par l'air froid, paragraphe 464. 81

Pages

Par l'air chaud, paragraphe 466. 97

Par des excès d'alimens, & par des alimens âcres, paragraphe 467. 98

Par des abus ou des excès de diverses boissons, paragraphe 468. 109

Par l'excès de repos & de sommeil, paragraphe 469. 113

Par les excès de travail, d'exercices & de veilles, paragraphe 470. 115

Par des passions, paragraphe 471. 117

Par des suppressions d'excrétions naturelles ou extraordinaires, paragraphe 472. 123

Par des lésions de fonctions, paragraphe 473. 125

Par des virus, paragraphe 474. 128

Par des causes externes, paragraphe 475. 135

Par des médicamens employés mal-à-propos, paragraphe 476. 139

Pertes des femmes en couche. 159

Pertes médiocres, paragraphe 495. 208

R

Règles (les) ou Menstrues commencent à

Pages

avoir lieu plus tôt ou plus tard dans les divers individus, paragraphe 451. 35

Règles (les), la durée, la quantité & les époques du retour ne ſont pas égales dans tous les individus en ſanté, paragraphe 452. 36

Règles (les) précoces ou tardives n'altèrent point la ſanté de beaucoup d'individus, & ſont nuiſibles à d'autres, paragraphe 453. 38

Règles, lorſque leurs périodes, la quantité & la durée différent de l'ordre ordinaire à un individu, ſa ſanté eſt altérée, paragraphe 454. 39

Règles (aux approches des), quelques individus éprouvent diverſes indiſpoſitions, d'autres ne reſſentent aucune incommodité, paragraphe 455. 40

Règles (les) ceſſent dans l'âge critique, plus tôt ou plus tard, dans les divers individus; les uns ſont très-malades à la ſuite de cette ſuppreſſion, qui ne cauſe que très-peu & quelquefois point d'indiſpoſition dans d'autres individus, paragraphe 456. 41

Règles, les cauſes de la régularité de leurs périodes ſont inconnues, paragraphe 458. 46

Pages

Règles (la matière des), paragraphe 459. 48

Règles (la cause naturelledes), paragraphe 460. 53

Règles (des) causes qui altèrent la régularité des périodes de la quantité & de la durée, paragraphe 461. 55

Règles anticipées, augmentées par l'air froid, dans les individus qui ont les vaisseaux de la matrice plus foibles qu'ils ne doivent être, paragraphe 464. 81

Règles retardées, diminuées ou supprimées par l'air froid, dans des individus qui ont les vaisseaux de la matrice plus forts qu'ils ne doivent être, paragraphe 465. 84

Règles avancées ou retardées, augmentées ou diminuées & supprimées par l'air très-chaud, selon que les individus ont les vaisseaux plus forts ou plus foibles qu'ils ne doivent être, paragraphe 466. 97

Règles avancées ou retardées, augmentées ou diminuées & supprimées par des abus & excès d'alimens, ou par des alimens de mauvaise qualité, paragraphe 467. 98

Par

Pages

Par des abus & excès de diverses boissons, paragraphe 468. 105

Par l'excès de repos & de sommeil, paragraphe 469. 113

Par les excès de travail, d'exercice & de veilles, paragraphe 470. 115

Par des passions, paragraphe 471. 123

Par des lésions de fonctions principales, paragraphe 473. 126

Par des virus, paragraphe 474. 128

Par des causes externes, paragraphe 475. 135

Par des médicamens employés mal-à-propos, paragrahe 476. 139

Règles abondantes qui ont lieu de temps en temps, paragraphe 495. 208

S

Saignemens de nez (les) sont utiles aux jeunes gens qui ont trop d'humeurs, ils cessent souvent à l'âge de puberté ou à l'âge nubile.

Annoncent l'âcreté des humeurs dans les jeunes gens qui sont maigres.

Ceux qui ne commencent à avoir lieu que

Pages

dans l'âge adulte, annoncent des causes graves, art. 1. 302

Sang qui sort par le fondement, moyens de distinguer d'où il vient, art. 5. 306

Sang qui sort par l'urètre, moyen de distinguer d'où il vient, art. 6. 308

Sables rouges, graviers & mucosités transparentes qui sortent par l'urètre, ce qu'ils annoncent, art. 7. 315

V

Vaisseaux de la matrice, comme ils doivent être, paragraphe 460. 54

plus forts qu'ils ne doivent être, paragraphe 462. 73

plus foibles qu'ils ne doivent être, paragraphe 463. 79

Vers qui sont expulsés du corps, soit par le vomissement, soit par les selles de diverses espèces, art. 9. 319

Vomissemens habituels, périodiques ou erratiques, de matières glaireuses, visqueuses, ou séreuses, ou jaunâtres, ou verdâtres, ou d'alimens, art. 8. 317

Vomissemens de sang erratiques ou périodiques, annoncent des causes graves, art. 4. 306

Fin de la Table du Tome V.

Fautes à corriger dans le cinquieme Tome.

Page 38, *en marge*, 553 ; *lisez* : 453.
Page 142, *ligne* 8, energiques. Dès ; *lisez* : energiques, dès.
Page 149, *ligne* 9, action, il ; *lisez* : action. Il.
Page 241, *ligne* 1, excès ; *lisez* : vices.
Page 304, *ligne* 16, Les crachements de sang ; *lisez* : *à la ligne*, 2° Les crachemens de sang.
Page 318, *ligne* 17, aunâtres ; *lisez* : jaunâtres.

www.ingramcontent.com/pod-product-compliance
Lightning Source LLC
LaVergne TN
LVHW020536230826
846091LV00002B/294